AF457223

MATIÈRE MÉDICALE

ÉTUDES DES PLANTES

DES COLONIES FRANÇAISES

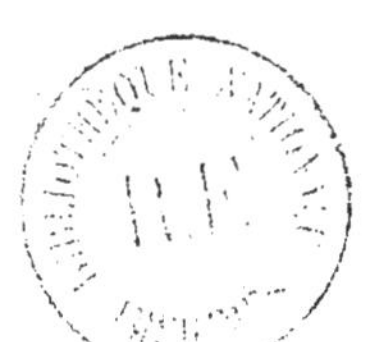

DEUXIÈME PARTIE

PLANTES ALEXITÈRES DES COLONIES FRANÇAISES

DE L'ASIE ET DE L'AFRIQUE

PAR

HENRI BOCQUILLON-LIMOUSIN

PHARMACIEN DE 1re CLASSE

ANCIEN INTERNE DES HOPITAUX

LAURÉAT DE L'ÉCOLE DE PHARMACIE DE PARIS

1re MÉDAILLE D'OR, 1881, PRIX GOBLEY, 1889

EXPERT CHIMISTE HONORAIRE DE LA VILLE DE PARIS.

PARIS

A. HENNUYER, IMPRIMEUR-ÉDITEUR

47, RUE LAFFITTE, 47

1893

e142

ÉTUDE DES PLANTES

DES COLONIES FRANÇAISES

e 195

PARIS. — TYPOGRAPHIE A. HENNUYER, RUE DARCET, 7.

MATIÈRE MÉDICALE

ÉTUDES DES PLANTES

DES COLONIES FRANÇAISES

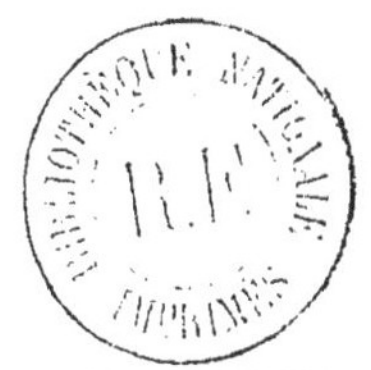

DEUXIÈME PARTIE

PLANTES ALEXITÈRES DES COLONIES FRANÇAISES

DE L'ASIE ET DE L'AFRIQUE

PAR

HENRI BOCQUILLON-LIMOUSIN

PHARMACIEN DE 1re CLASSE

ANCIEN INTERNE DES HOPITAUX

LAURÉAT DE L'ÉCOLE DE PHARMACIE DE PARIS

1re MÉDAILLE D'OR, 1881, PRIX GOBLEY, 1889

EXPERT CHIMISTE HONORAIRE DE LA VILLE DE PARIS.

PARIS

A. HENNUYER IMPRIMEUR-ÉDITEUR

47, RUE LAFITTE, 47

1893

AVANT-PROPOS

Dans le premier fascicule que nous avons déjà fait paraître sur les plantes alexitères des colonies françaises de l'Amérique, nous avons montré que ce sont des animaux, hérons guaco, rongeurs matos ou autres, qui avaient indiqué à l'homme l'action bienfaisante des plantes contre la morsure terrible des serpents venimeux.

Dans cette seconde partie, nous allons étudier les plantes qui croissent en Asie et en Afrique, en un mot dans les colonies françaises qui, en dehors des Antilles et de la Guyane françaises, possèdent ce redoutable fléau ; certaines colonies, heureusement, sont dépourvues de serpents.

Là, de même qu'en Amérique, les oiseaux ou les rongeurs ont montré à l'homme les plantes dont il devait se servir. Ce fléau, est tellement redoutable en Asie, que l'on compte par centaines de mille, annuellement, le nombre de morts occasionnées par ces terribles morsures. Aussi le gouvernement britannique a eu l'excellente idée de fonder récemment, à Calcutta, un laboratoire où les plus distingués savants anglo-hindous sont nommés à seule fin de rechercher des antidotes contre ce fléau redoutable. M. le Dr D. Cummingham, l'honorable secrétaire, déploie tout le zèle et la sollicitude nécessaires pour faire exécuter tous les travaux des alexitères végétaux, minéraux.

Pour les recherches que j'ai entreprises, j'ai été particulièrement aidé par le rév. père Leveillé, directeur du *Monde des plantes*, ancien missionnaire de l'Inde, et M. Sada, botaniste, directeur du jardin botanique de Pondichéry, qui m'avait envoyé des échantillons et des documents.

D'autre part, M. Emilio Brémont, pharmacien en chef au Camp Saint-Denis, Cayenne, m'a envoyé de nombreux échantillons.

Enfin, le Dr Henri Lacaze, de la Réunion, en mission dans l'Inde et la Désirade, m'a donné de nombreux renseignements.

Je les remercie sincèrement de l'aide qu'ils m'ont donnée dans le but que je poursuis et que je continue sans relâche.

LES

PLANTES ALEXITÈRES

DES COLONIES FRANÇAISES

DE L'ASIE ET DE L'AFRIQUE

Aristolochia indica L. et D. C.

Plante de la famille des Aristolochiacées.

Synonymie. — *Aristolochia lanceolata* Wight, *Aristolochia oxyphylla* Wahl.

Habitat. — Inde, Cochinchine.

Caractères botaniques. — Racine nauséeuse et amère. Plante vivace. Tige glabre, volubile, ligneuse à la partie inférieure, grêle, anguleuse, creusée de sillons. Feuilles ovales, tronquées ou cordiformes à la base; au sommet, tantôt obtuses ou très obtuses, tantôt aiguës avec une pointe lancéolée ; cinq nervures inégales à la base avec un court pétiole. La longueur des feuilles est tantôt de 3 à 4 centimètres de long et de 2 à 3 centimètres de large au milieu; pétiole de 8 millimètres de long; tantôt de 5 à 6 centimètres de long et de 3 à 4 centimètres de large au milieu, et tantôt, enfin, de 8 à 9 centimètres de long et de 3 à 4 centimètres de large avec un pétiole de 1 centimètre de long. Fleurs en rameaux axillaires par deux ou par trois, en cyme ou en grappes. Bractées opposées aux fleurs, ovales, lancéolées. Pédoncule filiforme de 1 centimètre de long. Calice utriculé, glabre, globuleux, équilatéral. Tube renflé à la base, oblique, élargi à son orifice et se terminant en languette plus ou moins allongée dépassant en longueur le tube et l'utricule. Les anthères sont presque toujours sessiles et au nombre de six placées au-dessus des divisions du stigmate. Ovaire allongé, conique. L'utricule du calice a de 5 à 6 millimètres de long ; le tube a 12 millimètres de long, et la lèvre de 18 à 20 millimètres de long. La colonne stylaire est resserrée à la base et est courte et épaissie. Le fruit est une capsule ovoïde, grande, hexagonale, à côtes, obtuse, déhiscente à la base, de 3 à 4 centimètres de long. Les graines sont triangulaires, planes, verruqueuses sur les deux faces, entourées d'une aile membraneuse de 7 millimètres de long et de large. Les graines sont en nombre égal à celui des divisions du stigmate. L'embryon, très petit, est placé à la pointe du périsperme presque cartilagineux qui occupe l'intérieur de la graine. Raphé proéminent, subéreux, épais.

Floraison de septembre à janvier.

Description de la drogue. — *Tige.* — La tige se présente en morceaux longs de 1 à 2 décimètres et de grosseur variée, au maximum 13 à 14 millimètres de diamètre, et elle est parfois un peu ramifiée. La surface en est de couleur assez claire, café au lait ou grisâtre, vaguement sillonnée en long, marquée souvent de tubercules très fins. Le suber est dur, mince, très peu abondant, jamais en crêtes. Quand on examine la cassure, on voit une surface jaune pâle; l'écorce extérieure est mince, le bois occupe presque toute la surface ; il est formé de faisceaux en éventail assez nettement caractérisés ; les pores sont visibles à l'œil nu. Les rayons ligneux sont nombreux et les rayons médullaires qui les séparent sont souvent remplacés par une fissure ; les rayons médullaires sont toujours très fins par rapport à ceux du bois. L'écorce est généralement bien adhérente au bois ; lorsqu'on la soulève, les faisceaux ligneux se montrent légèrement sinueux, presque parallèles et entre eux les rayons médullaires vides. Pas de moelle.

Racine. — La racine est de couleur jaune ou brune ; elle est ondulée, moins droite, plus sinueuse que la tige ; on n'y voit pas de stries longitudinales, mais plutôt quelques fissures transversales incomplètes ; on n'y trouve pas les petites granulations tuberculeuses fréquentes sur la tige. Le suber est d'ailleurs aussi dur et aussi mince. Quelques racines plus petites se détachent des grosses. L'écorce, plutôt un peu plus épaisse que celle de la tige, est mince encore ; elle est peu adhérente au bois et se détache assez facilement ; elle manque par place. La face interne de l'écorce est blanc jaunâtre et présente l'impression longitudinale des rayons ligneux et médullaires avec leur couleur. Si on la sépare du bois, on voit que les faisceaux ligneux de couleur jaune fauve sont moins nombreux, extrêmement sinueux dans leur course et séparés par des rayons médullaires blancs d'épaisseur très inégale. Des lignes fines longitudinales, indiquant les rayons médullaires de deuxième et de troisième ordre, séparent la face dorsale des rayons ligneux principaux. Sur la section transversale, l'écorce est à peu près semblable à celle de la tige, un peu plus épaisse, mais l'axe ligneux est différent. Les faisceaux du bois avec leur structure ordinaire nette sont contournés, très sinueux, moins nombreux que dans la tige, séparés par des rayons médullaires très inégaux, très larges et complètement gorgées d'une fécule blanche ; en effet, si l'on brise brusquement la racine, il s'en échappe une abondante poussière d'amidon et en même temps se dégage une odeur aristolochique nette. La saveur est âcre, désagréable, amère et prenant à la gorge.

Étude anatomique. — *Tige.* — La coupe transversale de la tige ne présente rien de caractéristique. La tige, arrivée à un certain degré de développement, est recouverte d'une couche subéreuse assez mince. Le parenchyme cortical est peu riche en cellules à amidon, mais possède de nombreux canaux résineux. La zone scléreuse est très nette et continue; elle présente des couches alternatives de fibres et de cellules scléreuses. Le parenchyme sous-jacent contient quelques cellules scléreuses et les rayons médullaires; des cellules ordinaires contiennent de l'oléo-résine. Le bois ne présente dans sa structure rien de spécial, ni aucune anomalie; il est régulièrement dichotomisé.

Racine.—L'anatomie de la racine diffère peu de celle de la tige; elle est, dans toutes ses parties, gorgée d'amidon. L'écorce, assez épaisse, est à peu près dépouillée de suber; la zone scléreuse existe toujours, mais tantôt continue, tantôt rompue, et les amas sont souvent assez distants. Les rayons médullaires sont cunéiformes, très épais, un peu sinueux et remplis de fécule; le parenchyme cortical est d'ordinaire très réduit.

Parties employées. — La tige, les feuilles et les racines.

Commerce. — Cette plante est très répandue dans la région asiatique chaude, dans l'Inde surtout, où elle croît dans les endroits humides. On la vend dans les bazars et les boutiques d'herboristes, tantôt sous forme de fragments séparés, tantôt en petits paquets contenant des tiges et des racines. Souvent, c'est la plante entière, racine et tige, qui est vendue non fragmentée, quelquefois enroulée en forme de couronne; ces couronnes conservées en lieu clos conservent leurs propriétés plusieurs années. Des caravanes transportent la drogue vers l'ouest, tandis que, par voie fluviale et maritime, on l'exporte à l'est.

Propriétés physiologiques. — Dans l'Inde, on préconise cette plante comme stimulante, tonique, stomachique, excitante, fébrifuge, dépurative, astringente, emménagogue, alexipharmaque, pectorale, vulnéraire, sudorifique, apéritive, purgative et même drastique, diurétique, vermifuge, antihelminthique, antidysentérique et antiseptique.

Propriétés thérapeutiques. — On l'emploie d'abord contre la morsure des serpents; c'est un fait notoire que dans les pays les plus éloignés et les plus différents de population et de langage, la même réputation d'alexitère soit faite par des indigènes aux plantes d'un même groupe. L'*Aristolochia indica*, placée à des milliers de lieues de l'*Aristolochia serpentina* de l'Amérique du Nord ou l'*Aristolochia anguicida* de l'Amérique du Sud, est administrée, comme elles, dans le cas de morsures venimeuses, avec succès et a été indiquée à l'homme par des oiseaux serpentaires. Le nom même de la plante, dans certains dialectes, indique la confiance que l'on a dans ses vertus; *sapasana*, nom vulgaire, vient de *sapa*, serpent, et de *sana*, insensible. D'après les médecins anglais Modlen et J. Lowther, le malade peut revenir de fort loin sans qu'il lui reste trace de son accident; ils citent des cas de guérison après que le malade semblait presque mort; ils parlent de trente guérisons. Il est presque toujours nécessaire de la donner en liquide, suc ou décoction, car les malades ont les mâchoires serrées et il est plus facile de leur instiller du liquide entre les mâchoires desserrées. De plus, on met extérieurement sur la blessure, en topique, la plante pilée ou mâchée maintenue par un bandage serré.

Les savants botanistes français, M. le R. P. Leveillé et M. Sada, qui ont résidé longtemps dans l'Inde et à qui on doit une flore médicale de l'Inde très bien faite, ont affirmé avoir été témoins de plusieurs cas de guérisons qui se sont opérées devant eux; et ils ajoutent que telle est l'horreur du serpent pour l'*Aristolochia indica* ou *bracteata*, qu'il suffit de leur présenter des tiges ou des feuilles de ces Aristoloches pour les voir s'enfuir aussitôt (1).

Mais il faut bien reconnaître que cette plante, tout en étant un remède efficace, merveilleux même dans quelques cas, n'est pas toujours infaillible, témoin le nombre considérable annuel de victimes dans l'Inde. Mais, grâce à ses propriétés toniques, stimulantes, émétiques, purgatives, diurétiques et antiseptiques, elle permet à l'organisme de mieux résister au poison. Nous avons démontré dans les *Plantes alexitères de l'Amérique* que les plantes éliminent le poison par la sueur, les vomissements, les selles, les urines et en augmentant la pression artérielle. Or c'est également le cas de ces Aristoloches indiennes.

D'après Dymock, la plante est amère et fébrifuge; on l'administre dans les fièvres intermittentes, les troubles digestifs, l'inappétence, les dyspepsies, les coliques, les indigestions et tous les accidents intestinaux des enfants; la dose est de 45 grammes pour 1 litre d'eau, en décoction.

On donne le suc de feuilles fraîches comme émétique dans le croup. On l'emploie comme emménagogue; elle est fort employée comme antiarthritique et antigoutteuse.

Le docteur Thunberg la prescrit en infusion ou teinture comme stimulant, carminatif, tonique et stomachique.

Rhoede l'emploie contre l'hydropisie, les douleurs de tête et la dysurie; contre les hémorragies, il prescrit sa poudre en macération dans l'eau chaude.

Rhumphius dit que les indigènes, après avoir broyé les feuilles, s'en frottent le corps et ingèrent un peu de suc contre le prurit et les maladies de peau.

Mode d'emploi et doses. — Comme alexitère, les Indiens se servent de la racine sèche. M. Lowther employait sur la blessure des feuilles réduites en pulpe, et dans ses voyages d'exploration il emportait une provision de

(1) Ces faits ont été relatés par divers auteurs américains dans les *Plantes alexitères de l'Amérique*, par H. Bocquillon-Limousin.

feuilles fraîches et un mortier avec son pilon pour être prêt à toute éventualité pour lui et son escorte. A l'intérieur, Lowther donnait trois feuilles moyennes broyées dans 1 once d'eau. On emploie aussi le suc à la dose de 30 grammes environ.

Pour autres usages thérapeutiques, on fait usage de la poudre à la dose de 2 grammes, de la teinture au cinquième, de 2 à 6 grammes.

Aristolochia bracteata Retz et D. C.

Plante de la famille des Aristolochiacées.

Synonymie. — *Aristolochia abyssinica* Klotz, *Aristolochia mauritiana* Pers., *Aristolochia bracteata* Lam., *Aristolochia klotschyi* Hochsl, *Aristolochia crenata* Nees d'Er.

Habitat. — Inde, Réunion, Cochinchine.

Description botanique. — Plante peu élevée, à tige conique de 25 à 30 centimètres de hauteur. Tige ligneuse à la base, rameuse, plus ou moins tombante, tortueuse, striée, anguleuse avec des nœuds de distance en distance. Feuilles nombreuses, ovales, cordiformes, rarement deltoïdes, très obtuses et quelquefois aiguës, découpées à la base par un profond sillon séparant deux lobes comme des oreilles, parallèles et obtuses; le bord des feuilles est créné et crispé ; les feuilles ont de sept à neuf nervures suivant le bord très loin ; elles sont pétiolées, glabres, d'un vert pâle. Les feuilles ont de 4 à 5 centimètres de long et de 3 à 4 centimètres de large ; le pétiole a 15 millimètres de long. Fleurs très petites, axillaires, solitaires ; bractées réniformes ou réno-cordiformes de 5 millimètres de long généralement, mais souvent de grandeur variable plus ou moins longue. Le calice a une utricule pubescente à l'intérieur, globuleuse ou ovoïde; le tube du calice est plus ou moins brisé et étranglé avant le sommet et se termine par une lèvre en forme de languette obtuse ou pointue, recourbée des deux côtés et plus longue que le tube et l'utricule. L'utricule du calice a 5 millimètres de long, le tube 12 millimètres de long; la lèvre a 2 centimètres de long et de 5 à 6 millimètres de large au milieu. L'ovaire est oblong et a 5 millimètres de long. La colonne stylaire est resserrée à la base et est épaisse et courte. Anthères, au nombre de six, courtes, larges et contiguës, formant un involucre transversal et se terminant en six lobes coniques dressés, convergents et égaux ou plus grands que la moitié de la colonne. Fruit, capsule petite, ovoïde ou globuleuse, obtuse, hexagonale, déhiscente à la base, de 12 à 18 millimètres de long. Graines triangulaires ou cordiformes, planes, verruqueuses sur les deux faces, avec un raphé proéminent à la partie supérieure, bordée du sommet à la base d'ailes larges et épaisses.

Partie employée. — Tige avec pousse feuillée, fructifère et le suc.

Description de la drogue. — *Tige.* — La tige, de longueur variable, a de 2 à 4 millimètres de diamètre; elle est de couleur jaune blanchâtre, quelquefois brune; elle est striée longitudinalement de lignes parallèles nettes, mais peu nombreuses; elle porte des nœuds assez serrés, peu renflés, avec une feuille ou un fruit à l'aisselle de chaque feuille. Quand on la casse, on voit une écorce peu épaisse, blanc verdâtre, entourant un corps ligneux jaunâtre avec une moelle centrale. On voit à la loupe une structure rayonnée, mais non en éventail, avec des pores et des rayons médullaires assez nombreux.

Étude anatomique. — *Tige.* — La coupe transversale de la tige présente une écorce mince, formée d'un collenchyme extérieur, puis le péricycle a deux zones, l'une externe formée de fibres en zone continue, qui, plus tard, se segmente en îlots par le développement de la tige, et une interne parenchymateuse contenant, ainsi que le parenchyme cortical, de nombreux et de gros cristaux d'oxalate de chaux; un liber et un cambium ordinairement bien nets; du bois d'abord en petits faisceaux rangés autour d'une moelle volumineuse.

Commerce. — Cette drogue se vend dans tous les bazars de l'Inde. L'approvisionnement se fait par des bateaux côtiers, qui, après la saison des pluies, viennent de Guzerate et de Kattyavar. Des caravanes la transportent à l'ouest, en Perse, en Arabie et en Afrique nord-est. Des navires la transportent à l'ouest, en Indo-Chine, Japon, Chine et Océanie.

Propriétés physiologiques. — Les feuilles sont purgatives; deux ou trois feuilles suffisent pour purger un adulte; elles sont antihelminthiques. Les tiges sont antiseptiques et antipériodiques.

Propriétés thérapeutiques. — Le principal usage de la plante consiste à guérir la morsure des serpents venimeux, même du redoutable cobra di capello. Les botanistes français, MM. Leveillé et Sada, ont été témoins de maintes guérison par l'application de feuilles broyées en cataplasme et en faisant prendre à l'intérieur une cuillerée de suc ou un verre de décoction de racine; on peut encore faire une sorte de pâte en mastiquant de la racine et appliquant cette pulpe sur la morsure et y ajoutant quelquefois quelques feuilles de bétel.

Les feuilles fraîches sont encore employées comme purgatif; elles ont une action purgative assez prononcée, et il est à noter que ces propriétés purgatives sont rares dans le groupe des Aristoloches. Les feuilles sèches sont données sous forme d'infusion comme antihelmintique; de plus, employées comme antiparasitaires, soit en poudre, soit le suc de la plante ou la poudre mélangée à l'huile de ricin. Les naturels l'emploient contre la vermine et la gale. Enfin, on lui a attribué des propriétés antipériodiques, ce que Dymock conteste.

MODE D'EMPLOI ET DOSES. — Suc de la plante. Infusion de 30 grammes de feuilles par litre d'eau. Poudre de feuilles à la dose de 1 à 2 grammes.

Aristolochia punctata Lamk et D. C.

Plante de la famille des Aristolochiacées.

SYNONYMIE. — *Howardia punctata* Klotz.

HABITAT. — Inde, Martinique, Guadeloupe.

DESCRIPTION BOTANIQUE. — Tige rameuse, divisée en longs rameaux grêles et anguleux. Feuilles cordiformes ou en forme de fer de lance, obtuses à la base et divisées par un large sillon découpé, qui sectionne la feuille en lobes arrondis, obtus, en forme d'oreilles. Les feuilles ont 4 centimètres de long et 32 millimètres de large entre les lobes. Le pétiole est court et a de 8 à 10 millimètres de long. Les fleurs sont très longues, axillaires, solitaires et dressées ; le pédoncule est beaucoup plus long que le pétiole. Le calice est dressé et a une utricule ovoïde, très petite, de 9 millimètres de diamètre. Le tube du calice, allongé à la base, est resserré à la partie supérieure et se termine en une lèvre lancéolée, aiguë et très longue ; le tube a 3 centimètres de long et la lèvre 65 millimètres de long. Ovaire allongé, conique et rectiligne comme la fleur. Fruit : capsule ovoïde, hexagonale, à côtes et légèrement bosselé.

PARTIE EMPLOYÉE. — La tige.

PROPRIÉTÉS PHYSIOLOGIQUES. — La tige est stimulante, émétique à haute dose, et de plus elle est détersive, emménagogue, fébrifuge, antiseptique.

PROPRIÉTÉS THÉRAPEUTIQUES. — Cette plante jouit d'une grande réputation dans l'Inde et aux Antilles comme alexitère. Descourtilz dit qu'on la met sans cesse à l'épreuve.

Les nègres s'en servent pour déterger les vieux ulcères.

MODE D'EMPLOI ET DOSES. — Décoction de 30 grammes par litre d'eau, par verre. Suc de la plante fraîche. Poudre en topique.

Azadirachta indica A. de Juss.

Plante de la famille des Méliacées.

SYNONYMIE. — *Melia parviflora* Moon.

SYNONYMIE VULGAIRE. — *Neem*, *Nimbo*, *Nime*, *Margosier*, *Margousier*.

HABITAT. — Inde, Cochinchine, la Réunion.

PARTIES EMPLOYÉES. — Les feuilles, écorce, huile de pulpe de fruits.

CARACTÈRES BOTANIQUES. — Arbre ou arbrisseau suivant le climat et l'exposition. Arbre jusqu'à 15 mètres de haut. Feuilles pennées, composées, alternes, de 20 à 30 centimètres de long, à folioles ovales, à la base inégale, aiguës, dentelées, au nombre de sept ou neuf paires. Fleurs disposées en panicules axillaires. Les jeunes pousses et les inflorescences sont revêtues d'un duvet cotonneux et farineux. Calice petit, à cinq divisions découpées; pétales au nombre de cinq, étalés, oblongs, de couleur jaune blanc. Étamine au nombre de dix dont les filaments forment un tube jusqu'à la base des anthères. Anthères introrses, biloculaires. Ovaire triloculaire. Style filiforme. Stigmate à cinq lobes. Le fruit est une drupe ovale avec un noyau à trois loges et trois sillons ne donnant qu'une graine par avortement. Albumen peu abondant. Cotylédons pleins et foliacés. Radicule supère.

Floraison. — Il fleurit en avril ou mars.

Description de la drogue. — Le bois est lourd, dur, compact, d'une amertume extrême, de couleur jaune paille ; il laisse découler une matière gommeuse.

Le principe actif réside dans l'écorce, qui porte le nom d'*écorce de Margosa.* Cette écorce, de couleur pourpre foncé, varie d'aspect suivant l'âge et la grandeur de l'arbre qui la produit. Celle d'un arbre de quatre ans est recouverte d'un épiderme écailleux et épais, de 1 centimètre environ d'épaisseur ; celle fournie par les petites branches est lisse et marquée de lignes longitudinales. La couche interne est blanchâtre quand l'écorce est fraîche, d'une saveur très amère, pendant que la couche extérieure, brune, est extrêmement astringente.

Composition chimique. — Les graines renferment une huile jaune d'une densité de 0,921, de saveur amère et d'une odeur alliacée ; elle se congèle à + 7 degrés et donne, par la saponification, 35 pour 100 d'acide gras fondant à 30 degrés, et 65 pour 100 fondant à 44 degrés.

D'après Cornish, l'écorce contiendrait un alcaloïde amer auquel il a donné le nom de *Margosine.* Mais, d'après Broughton, ce principe serait une résine amorphe soluble dans les solutions alcalines bouillantes, d'où on la précipite par les acides. Elle ne forme pas de composé défini avec les bases ou les acides, mais elle forme avec l'acide azotique, puis précipitation par l'eau, un dérivé nitré ayant pour composition $C^{38}H^{46}(Az^{2})^{4}O^{11}$, d'où on peut déduire la formule $C^{36}H^{50}O^{11}$. Il en a retiré en outre une minime partie de produit cristallisé qui n'a pas été étudié.

Propriétés physiologiques. — Les feuilles sont antiseptiques, stimulantes, détersives. L'huile de pulpe du fruit est antiseptique. L'écorce est tonique, fébrifuge, vermifuge.

Propriétés thérapeutiques. — On emploie les feuilles d'*Azadirachta indica* comme alexitère en appliquant sur la morsure du serpent, ou un cataplasme de feuilles tendres, ou une décoction de jeunes bourgeons dans l'huile de sésame, ou en faisant une pâte avec les feuilles sèches et de l'eau, ou enfin en faisant une infusion de feuilles que l'on mêle à de l'eaude-vie camphrée ; de plus, on fait boire au malade de la décoction. Ces préparations sont employées aussi contre les éruptions pustulaires, la variole, les furoncles, les abcès, la gale, et enfin les fractures. Les feuilles vertes broyées et appliquées sur les ulcères et les blessures anciennes les nettoient et les guérissent.

L'huile de la pulpe du fruit est un remède très utile dans la lèpre et est un puissant préservatif contre les maladies épidémiques. Cette huile s'emploie aussi contre les ulcères dangereux et les affections rhumatismales. Les médecins hindous prescrivent l'huile pure comme succédané de l'huile de foie de morue dans la phtisie.

Les feuilles sont employées en décoction contre les excès de bile et l'hystérie.

L'écorce est employée à l'intérieur contre les plaies gangrenées et contre le rhumatisme. Elle est fort usitée, comme usage interne, dans les affections spasmodiques et les céphalées; on l'emploie surtout contre les fièvres putrides, périodiques et catarrhales. Des médecins hindous prétendent que l'écorce est un fébrifuge et un tonique supérieur au quinquina, et dans les cas graves, ils recherchent les vieilles écorces. Enfin, l'écorce est usitée comme antihelminthique.

Mode d'emploi et doses. — Feuilles en pâte ou cataplasmes. Décoction de feuilles (alexitères) et d'écorce (fébrifuge), 60 grammes pour 1 litre, à la dose de 60 grammes toutes les heures. Teinture au cinquième, de 2 à 6 grammes comme tonique.

Calotropis gigantea R. Br.

Plante de la famille des Asclépiadacées.

Synonimie. — *Asclepias gigantea* Willd, *Mercure végétal*, *Mudar*.

Habitat. — Inde.

Parties employées. — Feuilles fraîches, l'écorce de la racine appelée *écorce de Mudar*.

Description botanique. — Grand arbre de 10 mètres de haut, de 1 à 2 décimètres de diamètre, arbrisseau ou arbuste, dressé, rameux, à suc laiteux, âcre. Son écorce est cendrée ; les jeunes pousses sont couvertes de poils mous et laineux.

Les feuilles sont opposées, simples, entières, pétiolées, sessiles, amplexicaules, larges, ovales, cunéiformes, recouvertes vers la base du pétiole de glandes et de poils rudes ; les feuilles ont de 10 à 15 centimètres de long sur 4 à 6 centimètres de large.

Les fleurs sont hermaphrodites, belles, grandes, disposées en ombelles ou en cymes, de couleur rose et pourpre ; la corolle est campanulée, gamopétale, de 5 centimètres de diamètre. Le tube de la corolle est anguleux et ses angles sont creusés intérieurement en sac ; le limbe est divisé en cinq lobes oblongs, obtus, légèrement courbes à l'extrémité. Couronne staminale à cinq étamines avec des membranes foliacées, linéaires, oblongues, comprimées, en forme de carène ; les filaments sont libres à la partie inférieure, recourbés et enveloppés par la membrane ; la membrane, élargie au sommet, recouvre le stigmate. Masse pollinique en forme de couteau, comprimée, pendante, attachée par un caudicule grêle. Calice gamosépale à cinq divisions profondes. Stigmate pentagonal déprimé. Au sommet, deux ovaires à deux loges pluriovulées. Le fruit est composé de deux follicules ventrus, herbacés, lisses, polysperme avec un ombilic à la base et au sommet. Graine charnue à aigrette.

Étude anatomique. — D'après M. Égasse, la coupe transversale de la racine présente à l'extérieur une couche épidermique recouverte de suber à cellules minces et polyédriques, puis un parenchyme cortical uniforme à cellules remplies de gros grains d'amidon. Quelques-unes d'entre elles sont sclérenchimateuses ; d'autres renferment des houppes d'oxalate de chaux. On y trouve aussi des vaisseaux lactifères remplis d'un suc brun granuleux, insoluble dans la potasse. Le liber très étendu, composé de liber mou, est traversé par des rayons médullaires, puis après la zone cambiale, le bois en faisceaux allongé composé de fibres ligneuses et de quelques gros vaisseaux.

Description de la drogue. — L'écorce se présente en fragments courts, plats ou arqués, ou roulés en gouttière de 3 à 5 millimètres d'épaisseur. La couche extérieure est d'un gris jaunâtre, subéreuse, molle, dépourvue de fissures longitudinales ; elle peut être séparée facilement de la couche moyenne corticale qui est blanche, friable et traversée par des rayons médullaires étroits et brunâtres. Cette écorce est cassante et friable. Sa saveur est mucilagineuse, amère, âcre et son odeur particulière.

Composition chimique. — Duncan a trouvé dans cette écorce un alcaloïde auquel il donne le nom de *mudarine*. Fluckliger n'a pas trouvé d'alcaloïde.

La mudarine extraite par la méthode Tanret pour les principes de la famille des Asclépiadées est un glucoside présentant la composition centésimale de la vincetoxine de Tanret ou la condurangine de Vulpius et a la propriété de se coaguler par la chaleur (H. Bocquillon).

Warden et Waddel ont isolé du suc une matière cristallisée $C^{29}H^{34}O^{3}$ analogue à l'albane de la gutta, puis une résine jaune analogue à la fluavile de la gutta percha.

Propriétés physiologiques. — Tonique, altérant, diaphorétique, émétique et anesthésique.

Propriétés thérapeutiques. — Les Hindous emploient l'écorce de *Mudar* comme alexitère, de même, que dans les Andes de l'Amérique, les naturels emploient le condurango contre la morsure des serpents.

Les médecins militaires anglais l'emploient contre la lèpre, l'éléphantiasis et la dysenterie.

C'est un remède populaire contre la syphilis, ce qui lui a fait donner le nom de *mercure végétal.*

On emploie le suc comme anesthésique dans les caries dentaires et les maux de la bouche.

MODE D'EMPLOI ET DOSES. — On administre la poudre à la dose de 2 à 5 grammes, ou une décoction de 15 grammes dans 500 grammes d'eau, à prendre en trois fois.

Tylophora asthmatica W. et A.

Plante de la famille des Asclépiadacées.

SYNONYMIE. — *Asclepias asthmatica* Roxb, *Asclepias vomitoria* Koen, *Cynanchum vomitorium* Lam., *Cynanchum ipecacuanha* Willd, *Ipéca sauvage.*

HABITAT. — Inde, la Réunion, Madagascar, Guadeloupe, Martinique.

PARTIES EMPLOYÉES. — Plante entière.

DESCRIPTION BOTANIQUE. — Plante vivace à tiges aériennes, sarmenteuses, glabres ou pubescentes, grêles, longues de 2 à 4 mètres. Les feuilles sont opposées, entières, longues de 5 à 12 centimètres, larges de 2 à 6 centimètres, ovales ou arrondies, cordées à la base, brièvement acuminées, coriaces, glabres en dessus, velues sur la face inférieure. Le pétiole est cannelé, court. Les fleurs sont disposées en ombelles à court pédoncule, laineux, composées, axillaires, solitaires et alternes. Les fleurs sont régulières, petites, hermaphrodites, rouges à l'intérieur, jaunes à l'extérieur. Le calice est gamosépale divisé en cinq lobes profonds, lancéolés, très aigus et munis en dedans de cinq glandes. La corolle est gamopétale, rotacée, à cinq lobes profonds, étalés, ovales, à préfloraison tordue ou valvaire. La couronne staminale comprend cinq écailles charnues adossées au tube staminal, comprimées sur les côtés et plus ou moins gibbouses dans le dos. Les étamines, au nombre de cinq, insérées sur la gorge de la corolle, à filets réunis en un tube très court, à anthères dressées, courtes, surmontées d'un appendice membraneux infléchi, biloculaire, introrse ; chaque loge contient une masse pollinique globuleuse se rattachant au corpuscule par un caudicule presque horizontal. Le gynécée est formé de deux ovaires uniloculaires renfermant chacun un grand nombre d'ovules anatropes insérés dans l'angle interne et imbriqués. Style terminé par un stigmate pentagonal ayant à chaque angle un corpuscule glanduleux auquel viennent se rattacher les caudicules des masses polliniques. Les fruits sont composés de deux follicules écartés, étalés, lancéolés, lisses, de 8 à 10 centimètres de long sur 1 centimètre et demi de diamètre. Graines chevelues, albuminées, à embryon droit, à cotylédons aplatis.

Description de la drogue. — La racine est courte, noueuse, de 2 millimètres environ d'épaisseur et de 15 à 20 centimètres de long, à radicules nombreuses, filiformes. Elle est très cassante, d'un brun jaunâtre, pâle, inodore, d'une saveur un peu sucrée, puis âcre. Elle rappelle un peu la racine de valériane par sa forme générale, mais elle est plus longue.

Propriétés physiologiques. — Émétique, éméto-cathartique, diaphorétique.

Propriétés thérapeutiques. — Depuis longtemps cette plante est employée dans l'Inde contre la morsure des serpents; son action est expliquée par ses propriétés éméto-cathartiques. On emploie de préférence les feuilles dont l'action est plus certaine que la racine. Les feuilles sont consignées dans la *Pharmacopée indienne*.

Mode d'emploi et doses. — Poudre de feuilles, de 2 à 5 grammes. On peut employer, à son défaut, la poudre de racine à la dose de 4 à 6 grammes. Le suc a été rejeté à cause de son action incertaine.

Gymnema sylvestre R. Br.

Plante de la famille des Asclépiadacées.

Synonymie. — *Asclepias geminata* Roxb. *Merasingi.*

Habitat. — Inde.

Caractères botaniques. — Plante grimpante à feuilles de 5 à 7 centimètres de long et 2 centimètres et demi à 5 centimètres de large, ovales, lancéolées, coriaces, vert foncé sur la face supérieure et vert pâle et pubescentes sur la face inférieure. Les nervures sont transversales et réticulées. Les fleurs sont petites et jaunes. De la tige découle un suc laiteux. La racine est de la grosseur du petit doigt; l'écorce de la racine est molle et spongieuse, brun rougeâtre, à fissures longitudinales, sa saveur est âcre et salée.

Composition chimique. — D. Hooper a retiré des feuilles, dans la proportion de 6 pour 100, l'acide gymnémique $C^{32}H^{55}O^{12}$ combiné à une base non définie.

Propriétés physiologiques. — Produit l'anesthésie des nerfs sensitifs de la déglutition; elle est émétique, antiseptique.

Propriétés thérapeutiques. — L'écorce pulvérisée sert depuis longtemps dans l'Inde contre la morsure des serpent venimeux. Les indigènes font des applications de la poudre, ou appliquent la décoction sur les plaies sous forme de cataplasme, mélangée à la poudre; en même temps qu'on administre sa décoction à l'intérieur. Dymock emploie les feuilles pour faire administrer aux malades des remèdes amers ou nauséeux. Pendant plus de deux heures après son ingestion, on peut administrer n'importe quelle substance amère, même la quinine, sans qu'on perçoive le goût.

MODE D'EMPLOI. — Décoction de 30 grammes de racines ou de feuilles par litre d'eau à prendre par verrée.

Sarcostemma brevistigma W. et A.

Plante de la famille des Asclépiadacées.

SYNONYMIE. — *Sarcostemma viminale* Walh., non R. Br., *Asclepias acida* Roxb.

HABITAT. — Inde.

PARTIES EMPLOYÉES. — Plante entière.

DESCRIPTION BOTANIQUE. — Arbrisseau volubile. Fleurs en ombelles au sommet de la tige et à l'extrémité des petits rameaux latéraux. Les pédoncules et le calice sont glabres ; les bords de la corolle sont obtus, ovales et glabres ; la couronne staminale extérieure a dix plis égaux, et celle intérieure a des folioles avec une bosse dorsale et dépassant le gynécée. Calice à cinq divisions. Corolle rotacée à cinq divisions. Anthères terminées par une membrane. Fruit, follicules grêles et légers. Graines velues.

PROPRIÉTÉS THÉRAPEUTIQUES. — Employée contre la morsure des vipères. On l'emploie aussi comme hémostatique de l'utérus. La sève de cette plante a la propriété de combattre l'irritation des yeux ; elle détermine une inflammation substitutive et curative antagoniste de celle occasionnée par d'autres plantes caustiques ou irritantes.

Contre la morsure des vipères, on emploie en lotions la décoction de 30 grammes de plante par 500 grammes d'eau.

Ophiorhiza mungos L.

Plante de la famille des Rubiacées. — Oldenlandiées.

SYNONYMIE. — *Racine d'or*, *Racine jaune*, *Mungo*, *Mongo*, *Racine de serpent*, *Fiel de terre*, *Liane à glacer l'eau*.

HABITAT. — Inde française, Guyane, Martinique.

CARACTÈRES BOTANIQUES. — Plante vivace à tige sous-frutescente, peu élevée. Feuilles opposées, stipulées, à court pétiole, ovales, lancéolées, atténuées aux deux extrémités, glabres et membraneuses. Fleurs petites, sessiles, groupées en épis dont la réunion constitue des cymes ombelliformes, rameuses, pédonculées, terminales ; calice court, turbiné, persistant à cinq dents; corolle infundibuliforme, tube court, limbe à cinq divisions ovales, obtuses, velues à l'intérieur, étalées. Étamines à filet court au nombre de cinq. Anthères saillantes; ovaires à deux loges multi-ovulées. Style filiforme. Stigmate globuleux et bilobé. Fruit, capsule comprimée à deux loges contenant un grand nombre de petites graines brunâtres.

Partie usitée. — La racine, feuilles et écorce de tige.

Description de la drogue. — La racine est de la grosseur d'une petite plume à écrire, longue de 25 millimètres et plus, tortueuse, d'une teinte généralement jaune obscur, inodore et d'une forte amertume. Elle colore la salive en jaune safrané et forme avec l'eau un infusé jaune, très amer, rougissant par le sulfate de fer. Cette racine est presque toujours formée d'une souche un peu renflée, annelée, armée de courtes pointes épineuses, rétrécie brusquement à sa partie inférieure et terminée par un prolongement cylindrique et ligneux. Ce prolongement ligneux est tellement gorgé de matière extractive desséchée qu'il offre souvent une cassure vitreuse; la souche présente la même cassure dans son écorce, tandis que le centre est formé de fibres d'un beau jaune et rayonnées (Guibourt).

Propriétés thérapeutiques. — La racine de mongo tire son nom de l'animal appelé *mongos*, appartenant au genre mangoustan, très voisin des civettes. Le nom botanique *ophiorhiza* a pour étymologie ὄφις, serpent, ῥίζα, racine.

D'après Garcias, Kœmpfer et Rumphius, qui l'ont décrit sous le nom de *bois de couleuvre*, on le considère comme le plus certain des alexitères.

Il est certain que, chez les Indiens de l'Amérique du Sud, de toutes les substances alexitères, la racine du mungo a été l'une des plus estimées.

Mode d'emploi et doses. — On l'administre en décoction à la dose de 30 grammes par litre d'eau.

Argemone mexicana L.

Plante de la famille des Papavéracées.

Synonymie.—*Chardon béni des Antilles, Pavot épineux, Pavot du Mexique, Tache de l'œil, Chiclote.*

Habitat. — Inde française, Guadeloupe, Martinique.

Caractères botaniques. — Plante annuelle à racine fibreuse, à tige haute de 35 à 40 centimètres, droite, rameuse, épineuse, à moelle très abondante. De toutes les parties de la plante découle, quand on la blesse, un suc laiteux jaunâtre. Feuilles alternes semi-amplexicaules, incisées, pinnatifides, chargées de soies rigides et glauques. Fleurs hermaphrodites, de couleur jaune, terminales, grandes. Calice à trois sépales caducs, terminés en pointe conique. Corolle à six pétales orbiculaires. Étamines en nombre indéfini, hypogynes, libres. Ovaire libre, triangulaire, à une seule loge renfermant cinq placentas pariétaux, étroits, multiovulés. Style court à cinq lobes stigmatifères, réfléchis.

Capsule allongée, oblongue, anguleuse, épineuse, s'ouvrant, dans sa partie épineuse, par cinq valves qui s'abaissent. Les placentas persistent, surmontés par le style, et forment ainsi une sorte de cage à claire-voie par laquelle s'échappent les graines qui sont arrondies, comprimées, noires.

Parties employées. — Graines, tiges, racines.

Anatomie de la racine. — La coupe transversale est faite sur une racine ayant plus d'un an. On voit, à la périphérie, une rangée de cellules de l'assise pilifère, puis une rangée de cellules de l'assise subéreuse. Les rayons médullaires sont très nombreux, partent du centre jusqu'à la couche pilifère ; ils se composent de deux ou trois couches de cellules allongées dans le sens du rayon, et en pénétrant dans le parenchyme cortical, le nombre des rangées de ces cellules augmente, tandis que leurs dimensions diminuent. Le parenchyme est formé de petites cellules quadrangulaires en files radiales en prolongement des files du bois. Le liber, qui est secondaire et primaire, n'est pas très étendu et se compose de fibres et de vaisseaux criblés, en ligne avec les cellules du parenchyme, du cambium et du bois. La zone cambiale est très petite, régulièrement placée en cercle, à cellules très petites et aplaties. Le bois comprend : du bois secondaire composé de vaisseaux rayés très nombreux, placés irrégulièrement, de diamètre varié, tantôt isolés et tantôt réunis en groupe de deux à cinq, et des fibres ligneuses moyennement épaissies en ligne radiale avec les autres éléments externes. Le bois primaire, occupant le centre de la racine, est composé de trachées et de vaisseaux rayés. Les rayons médullaires vont alternativement jusqu'au bois primaire ou restent noyés dans le bois secondaire.

Anatomie de la tige. — Coupe transversale dans une tige âgée. La cuticule ne possède pas de poils, mais des stomates à chlorophylle ; au-dessous, on voit deux couches de cellules épidermiques en palissades. Puis du collenchyme très peu étendu en forme d'arc de cercle et composé d'une quinzaine de cellules. Le parenchyme cortical, qui est étendu, s'avance en bandes en forme de coins entre les faisceaux du liber pour faire suite aux rayons médullaires du bois. Le liber formant des arcs de cercle complets, face à face avec les faisceaux ligneux, se compose de liber secondaire et de liber primaire ; il est formé de vaisseaux grillagés de liber mou et de fibres libériennes. La zone cambiale est assez large, sinueuse et de couleur foncée. Les rayons médullaires n'offrent rien de spécial. Le bois secondaire se compose de fibres ligneuses en files radiales et de vaisseaux rayés et ponctués qui sont contigus à la partie interne de chaque faisceau et sont

BIBLIOTHÈQUE NATIONALE R.F.

très nombreux à la base du faisceau de bois secondaire. Puis on voit le bois primaire, composé de trachées et de vaisseaux rayés. Enfin la moelle qui est de très grande étendue, d'un tiers du cylindre de la coupe, et est formée de cellules polygonales à très grand diamètre.

COMPOSITION. — Les graines, d'après M. Charbonnier, contiennent :

Huile	36,20
Eau	7,40
Sels minéraux	5,60
Sucre	4,38
Gomme	2,54
Caséine	4,32
Albumine et gluten	13,38
Fécule	17,72
Cellulose	6,52
Perte	1,94
	100,00

D'après MM. Charbonnier et A. Ortega, l'huile a pour densité 0,924. Avec l'acide sulfurique, on a une coloration jaune, puis noire ; avec l'acide azotique, on a une coloration d'abord jaune, puis rouge. Elle se saponifie. Par les alcalis, on a un savon jaune ; avec l'ammoniaque, un savon gris. L'huile est très siccative.

La tige et les feuilles, d'après MM. Charbonnier, Ortega et Dragendorff, contiennent un alcaloïde qui est identifié avec la morphine, car il donne toutes les réactions et les colorations que la morphine donne avec les réactifs. La plante en contient une proportion telle, qu'on pourrait songer à en extraire la morphine industriellement.

PROPRIÉTÉS PHYSIOLOGIQUES. — L'huile est éméto-cathartique ; elle est purgative à la dose de 10 à 20 gouttes, émétique à la dose de 20 à 35 gouttes. Les graines sont vomitives à la dose de 8 grammes. L'extrait aqueux de la tige ou de la racine est hypnotique et sédatif comme l'extrait d'opium.

PROPRIÉTÉS THÉRAPEUTIQUES. — A la Martinique et dans l'Inde, les graines, à la dose de 10 grammes, sont très usitées comme alexitères contre la morsure des serpents, à cause de leurs propriétés éméto-cathartiques, et éliminant ainsi rapidement le venin.

Dans beaucoup de pays, l'huile est usitée comme purgatif au lieu d'huile de ricin, comme émétique au lieu de l'ipéca, et ne provoquant pas, comme ce dernier, des syncopes et du collapsus.

La tige et les racines sont employées comme sédatives, soit intérieurement, soit extérieurement.

Enfin l'huile est employée en usage externe contre les insolations.

Corydalis racemosa Pers.

Plante de la famille des Papavéracées, tribu des Fumariées.

SYNONYMIE. — *Fumaria racemosa* Thumb.

HABITAT. — Inde.

PARTIES EMPLOYÉES. — Les tiges et les feuilles.

CARACTÈRES BOTANIQUES. — Plante herbacée, grêle, glauque, à tige rameuse, dressée. Feuilles bipennées ; les segments sont ovales, obtus, dentelés à trois lobes. Les bractées sont trois fois plus longues que le pédoncule. Pétales au nombre de quatre, dont un éperonné à la base. Le fruit est une silique à deux valves, comprimée, monosperme.

PROPRIÉTÉS PHYSIOLOGIQUES. — Tonique, altérant, diurétique.

PROPRIÉTÉS THÉRAPEUTIQUES. — On fait boire au patient mordu par un serpent venimeux des décoctions très concentrées de tige et feuilles de *Corydalis racemosa.*

Ophioxylon serpentinum L.

Plante de la famille des Apocynacées.

SYNONYMIE. — *Ophioxylum album* Gœrtn.

HABITAT. — Inde.

PARTIE EMPLOYÉE. — La racine.

DESCRIPTION BOTANIQUE. — Arbrisseau lactescent, grimpant. Feuilles opposées ou verticillées, oblongues, aiguës à la base et au sommet, ondulées, membraneuses, pâles sur la face inférieure, glabres sauf sur les nervures de la face inférieure. Les feuilles ont de 9 à 10 centimètres de long et de 4 à 6 centimètres de large. Le pétiole a de 9 à 15 millimètres de long. Fleurs en cymes terminales à l'aisselle des feuilles supérieures, dichotomes au sommet, de moitié moins de grandeur que la feuille ; fleurs rapprochées, nombreuses ; le tube de la corolle est rouge et le bord étalé est blanc ou rosé ; la corolle est régulière, en forme de cratère. Le pédoncule est glabre, de 6 à 8 centimètres de long avec des bractées très allongées. Le calice, à cinq divisions, n'a pas de glandes, avec des lobes linéaires, oblongs, dressés; le calice est beaucoup plus petit que la corolle ; le tube est cylindrique, enflé au-dessus de la moitié, puis étranglé au sommet, velu sur la face interne ; les lobes du calice, au nombre de cinq, sont ovales, obtus à préfoliation tordue, dextrorse. Étamines au nombre de cinq, insérées dans la gorge, enfermées dans le tube de la corolle ; les anthères sont aiguës, oblongues, plus longues que le filament. Nectaire cupuliforme, entier, ondulé sur le bord. Ovaires attachés par la base et comprimés. Ovules au nombre de deux, fixés à la base interne de chaque loge près de la base, aigus à la base, obtus au sommet. Style unique, filiforme. Stigmate ovoïde, capité. Fruit : baies attachées à la base, ovoïdes, monospermes, avec un noyau rugueux, de 6 à 8 millimètres de diamètre, rouges ou noires. Graine à albumen, charnue, cotylédons ovales, radicule supère.

Description de la drogue. — La racine est recourbée, amincie à ses deux extrémités, de 1 centimètre de diamètre, à écorce molle, subéreuse, d'un brun clair et marquée de fissures longitudinales. Son bois montre à l'œil nu des rayons médullaires ; sa saveur est amère, son odeur est âcre quand elle est fraîche.

D'après Guibourt, Linné a confondu la racine de l'*Ophioxylum serpentinum* avec celle de l'*Ophiorhiza mungos* décrite par Rhumphius.

Composition chimique. — Betting, d'Utrecht, a retiré une résine, une huile volatile odorante et une substance cristallisée qu'il nomme *ophyoxyline* de formule $C^{16}H^{13}O^{6}$ ou $C^{48}H^{39}O^{18}$. Cristaux jaune orangé, peu solubles dans l'eau, un peu solubles dans l'alcool, solubles dans le chloroforme, la benzine et le sulfure de carbone.

Propriétés physiologiques. — Émétique, fébrifuge, antihelminthique, vermifuge. Elle détermine des contractions utérines susceptibles d'expulser le fœtus.

Propriétés thérapeutiques. — La racine est employée dans l'Inde comme antidote des morsures des serpents venimeux. D'après Ainslie, on l'emploie sous forme de décoction, à la dose de 600 grammes dans vingt-quatre heures, pour combattre l'effet du venin des serpents, et l'on fait des applications de la poudre sur la morsure.

On l'emploie aussi en décoction contre les fièvres putrides et les coliques, les dysenteries et les affections intestinales douloureuses.

Les Javanais la rangent parmi les bons vermifuges.

Mode d'emploi et doses. — Décoction de 50 grammes de racine pour 1000 grammes d'eau.

Cerbera Thevetia L.

Plante de la famille des Apocynacées, tribu des Carissées.

Synonymie. — *Noix de serpent*, *Bagage à collier*, *Ahoui des Antilles*.

Habitat. — Guyane, Antilles.

Caractères botaniques. — Arbrisseau de 3 à 4 mètres, à port élégant. Rameaux cylindriques parsemés de tubercules à l'insertion des feuilles tombées ; la tige est gorgée d'un suc laiteux, caustique. Feuilles éparses, étroites, linéaires, pointues, très entières, glabres, longues de 10 à 15 centimètres, verticillées vers le sommet des rameaux. Fleurs jaunes, grandes, solitaires, odorantes, monopétales, solitaires sur leur pédoncule, et disposées vers l'extrémité des branches, à l'aisselle des feuilles. Calice court, composé de cinq dents aiguës. Corolle monopétale, infundibuliforme, dont le tube, plus long que le calice, est rétréci à son entrée par cinq dents presque soudées, et s'évase ensuite en un limbe campanulé, partagé en cinq découpures oblongues, obliques, ouvertes en étoile; cinq étamines courtes, ovaire rond, style piliforme de la longueur des étamines, stigmate bifide. Fruit : drupe globulée verte, ombiliquée, contenant en son milieu une graine en crête, quelquefois quatre graines, ou deux par avortement, insérées sur le milieu des fausses cloisons.

Parties employées. — Les graines.

Description de la drogue. — Graine à crête proéminente vers le verticille avec deux sillons peu apparents formant un angle droit, se dirigeant vers les côtés, et terminés par deux mamelons placés de chaque côté du fruit. L'épicarpe est vert et glabre, le mésocarpe blanc verdâtre et laiteux, et l'endocarpe ligneux, de couleur jaune sale, et est pourvu d'une cloison ligneuse complète dans le sens du petit diamètre, et de deux fausses cloisons dans le sens du grand. Un sillon qui correspond aux fausses cloisons s'étend jusqu'à la moitié de la hauteur de l'endocarpe. Les graines sont plates du côté du hile, très convexes du côté opposé, et pourvues au bord d'une crête très mince. Albumen nul, radicule excentrique, horizontale, conique et courte. Cotylédons orbiculaires, inégaux, huileux et courbes.

Composition. — Les graines ont été analysées par le docteur de Vrij. Il a trouvé :

Huile........................	40 à 50 pour 100
Glucoside....................	4 —
Ligneux......................	56 à 46 —

Huile de densité à $+15° = 0,9148$, se solidifiant à 13 degrés, se composant de 63 pour 100 de trioléine et de 37 pour 100 de tripalmitine. Soluble dans la benzine.

Le glucoside, appelé *thévétine*, existe aussi dans l'écorce, isolé par le docteur de Vrij et étudié par le docteur Blet.

La thévétine ($C^{54}H^{84}O^{24}$) se présente sous l'aspect d'une poudre blanche, en lamelles inodores, très amères; soluble à 15 degrés dans 120 parties d'eau, plus soluble dans l'eau bouillante, insoluble dans l'éther, soluble dans l'alcool et l'acide acétique. Fond à 170 degrés. Pouvoir rotatoire levogyre. La thévétine donne une coloration rouge avec l'acide sulfurique, puis violette. Elle se décompose, par les acides, en glucose et en thévérésine ($C^{48}H^{90}O^{16}$), qui est soluble dans l'alcool, insoluble dans l'eau, la benzine et le chloroforme; poudre blanche de saveur très amère, se colorant en jaune par les alcalis.

Warden, de Calcutta, a isolé un autre glucoside et une matière colorante pseudo incan. Cette matière colorante jaune devient bleue par l'acide chlorhydrique concentré, et possède toutes les propriétés des glucosides ; aussi Warden la désigne du nom de *thévétine bleue.*

ACTION PHYSIOLOGIQUE. — Les graines et l'écorce sont éméto-cathartiques. La thévétine est un poison cardiaque agissant sur les nerfs pour amener la paralysie.

ACTION THÉRAPEUTIQUE. — Le père Labat recommande l'amande du fruit, appliquée en cataplasme, comme propre à neutraliser le venin de la morsure du serpent à sonnettes. On en prend, à l'intérieur, en poudre à la dose de 5 grains comme alexitère, déterminant de nombreux vomissements et agissant comme purgatif.

On emploie l'écorce comme antipériodique dans les fièvres intermittentes, sous forme d'extrait aqueux, à la dose de 1 centigramme.

A forte dose, c'est un toxique stupéfiant énergique.

Nous rapprocherons les propriétés fébrifuges et toxiques de cette plante de celles d'Apocynées voisines, le *Carissa xylopicron* D. C. de l'île Bourbon, dénommé *Quinquina de Bourbon*, et de la Loganiacée *Gœstnera Madagascarensis*, *Quinquina de Madagascar.*

MODE D'EMPLOI ET DOSES. — On peut employer la poudre, la décoction et l'extrait aqueux, en ayant soin de ne pas dépasser, thérapeutiquement, la dose de 25 centigrammes d'extrait.

Euphorbia maculata Aub.

Plante de la famille des Euphorbiacées.

SYNONYMIE. — *Euphorbia thymifolia* L. Burm. Lamb. Renb., *Euphorbia rubicunda* Blum, *Euphorbia Burmanniana* S. Gay.

HABITAT. — Inde, Réunion, Madagascar, Sénégal, Guyane, Guadeloupe, Martinique.

PARTIES EMPLOYÉES. — Feuilles fraîches.

DESCRIPTION BOTANIQUE. — Herbe à tige filiforme, rampante, très rameuse, ridée et velue. Feuilles pétiolées, oblongues, inégales à la base, obtuses, crénelées et dentelées, glabres; mais souvent la face inférieure est recouverte de duvet épais. Stipules allongés, lancéolés, dentelés ; fleurs petites, d'un blanc rosé, disposées en capitules, globulés. Involucres axillaires, de moyenne grandeur, en rameaux axillaires, composés de petites folioles réunies, recouvertes de duvet, avec deux ou trois lobes glanduleux, ciliés, ovales, arrondis, avec un appendice très petit. Style allongé, bifide. Fruit : capsule dressée recouverte de poils laineux, en forme de carène. Graines rouges, oblongues, tétragonales, avec quatre ou cinq sillons transverses.

PROPRIÉTÉS PHYSIOLOGIQUES. — La plante augmente la pression artérielle.

PROPRIÉTÉS THÉRAPEUTIQUES. — Les Indiens emploient les feuilles fraîches, pilées ou mâchées, en topiques sur les morsures des serpents venimeux. La douleur cesse, le venin est neutralisé et la place guérit facilement ; en même temps, on administre au blessé une infusion de 5 grammes de plante pour 250 grammes d'eau.

Les médecins anglais l'emploient contre les maladies vénériennes.

MODE D'EMPLOI ET DOSES. — Les feuilles fraîches pilées sont appliquées en topiques ou en cataplasmes. Infusion ou décoction à la dose de 20 à 30 grammes de plante pour 1 000 grammes d'eau.

Erythrina corallodendron L.

Plante de la famille des Légumineuses.

SYNONYMIE. — *Erythrina mulingu* Benth, *Colorin*, *Cypre à corail*, *Bois divin*, *Bois rouge*, *Immortel*.

HABITAT. — Inde française, Antilles, Guyane.

CARACTÈRES BOTANIQUES. — Arbrisseau à racine rameuse et tortueuse. Tige droite, cylindrique, noueuse, rameuse, glabre ; rameaux alternes ayant les caractères de la tige, portant des aiguillons à l'insertion des feuilles. Feuilles composées, trifoliées, alternes, pédiculées, stipulées en cycle de cinq folioles, stipules pédiculées, coriaces, persistantes, larges, pubescentes sur la face supérieure et sur la canalicule, se transformant quelquefois en aiguillons solitaires, glabres, courbes vers la base ; pédicule articulé, large, cylindrique, pubescent, portant des petits pédicules plus courts, cylindriques, ayant à la base de petites stipules herbacées, grosses et pubescentes, pourvues à la troisième partie d'un aiguillon semblable aux précédents. Foliole penninervée, ovale, à base cunéiforme, arrondie au sommet, entière et glabre. Inflorescence définie en grappe ; les fleurs forment des groupes de deux ou trois dont les pédoncules ou axes secondaires sont insérés au même point. Ces petits pédoncules ou axes secondaires sont cylindriques, rigides, courts, laineux ; à la base de ces pédoncules sont deux bractées communes, persistantes, rugueuses, ovales, recouvertes de poils abondants sur la face externe. Le pédoncule est au milieu des deux bractées, entre la face interne de l'une et la face externe de l'autre, situées symétriquement et pas de même grandeur. A la base du calice, on trouve deux petites bractées semblables aux précédentes, mais un peu plus petites. Infloraison vexillaire. Calice gamosépale à loge régulière, persistant quoique flétri. Tube large, loge cylindrique, légèrement comprimée et très poilue. Gorge un peu dilatée et nue. Limbe à cinq dents réunies par une membrane qui ne laisse libres que les extrémités. Corolle hypogyne, dialypétale irrégulière, papillonacée, persistante quoique fanée. Étendard à onglet très court, cannelé et glabre, à limbe large, entier, glabre, rouge pourpre et sillonné d'une ligne médiane courbe. Ailes légèrement cannelées, lisses et glabres. Carène légèrement cannelée, plane, glabre, à limbe formé par la soudure de deux pétales, orbiculaire, glabre, entière, à deux dents de même grandeur que les ailes et placées dans le prolongement de l'étendard. Androcée hypogyne, diplostémone, à dix étamines unisexuées, déliées, inclinées. Filament diadelphe formant un tube légèrement strié, glabre, enveloppant le réceptacle concave. Chaque filament est subulé et légèrement pétaloïde à son extrémité, et porte à sa base un appendice oblong et glabre. Anthère biloculaire, oblongue, fendue sur la face dorsale, à déhiscence loculicide introrse. Pollen pulvérulent, jaune. Gynécée : ovaire libre à gynophore comprimé, rigide, large et velu, à une loge et une carpelle, oblong, multiovulaire à placenta soudé. Style simple, terminal, subulé, persistant. Stigmate unique, terminal, conique. Ovule sessile, campulitrope. Fruit : gousse bivalvaire, sinueuse. Graine ovoïde, comprimée, à périsperme de couleur rouge vermillon, raphé rosé avec un point noir. Cotylédons blancs.

Parties usitées. — Graines, écorce de la tige.

Anatomie de l'écorce de la tige. — Coupe transversale. A la périphérie on voit çà et là des poils unisériés et courbes. Le suber est en forte proportion et ses cellules sont tubulaires et de couleur brunâtre. Au-dessous s'étendent quelques assises de collenchyme, puis un parenchyme cortical composé de cellules tubulaires et de cellules polyédriques à contenu brun; le parenchyme est parcouru par les cellules preneuses de couleur jaune, tantôt isolées, ou tantôt réunies en paquets montrant des canalicules et des stries d'hydratation. Le tissu libérien contient aussi des cellules scléreuses et est formé de petites cellules à parois minces, qui s'étendent en files. Là s'arrête l'écorce, qui ne comprend en nulle place aucun vestige du bois qui s'étendait au-dessous.

Composition chimique. — 1° Analyse immédiate. Elle a été faite par M. Francisco Rio de la Loza, pharmacien de Mexico. Il a trouvé :

Eau	7,15
Corps gras soluble / — liquide	13,35
Résine soluble dans l'éther	0,32
Résine insoluble dans l'éther, soluble dans l'eau	13,47
Alcaloïde	1,61
Albumine végétale	5,60
Gomme	0,83
Sucre	1,55
Acide organique	0,42
Fécule	15,87
Substances minérales	39,15
Perte	0,60
	100,00

Alcaloide. — M. Francisco Rio de la Loza a découvert l'alcaloïde qu'il appelle *Erythrocoralloïdine*, que l'on prépare ainsi :

On traite la poudre de graines par l'alcool de façon à l'épuiser; à la teinture on ajoute de l'eau qui précipite la résine, qui se sépare au bout de quelque temps. Après plusieurs filtrations, on évapore le liquide alcoolique à siccité et on traite par l'éther, qui dissout la matière grasse et le restant de résine. On reprend le résidu, insoluble dans l'éther, par l'alcool, puis on ajoute une petite quantité d'ammoniaque ; au bout de quelques jours, on voit se déposer sur les parois du vase un précipité jaune d'aspect résineux. On recueille le précipité, on le fait dissoudre dans l'alcool et on le fait cristalliser dans ce liquide; en opérant plusieurs fois ces opérations; on obtient des cristaux blancs, spongieux, difficilement solubles dans l'éther, un peu solubles dans l'eau, la benzine et l'éther de pétrole, très solubles dans le chloroforme et l'alcool. L'érythrocoralloïdine donne toutes les réactions des alcaloïdes.

Analyse de l'écorce. — MM. Bochefontaine et Rey ont isolé de l'écorce de la tige un alcaloïde qu'ils ont appelé *érythrine*. M. Young y a rencontré un glucoside ressemblant à la saponine, qu'il a appelé *migarrhine*.

Propriétés physiologiques. — L'extrait de l'*Erythrina corallodendron* agit sur le système nerveux central en diminuant ou abolissant son fonctionnement sans attendre l'excitabilité motrice et la contractilité musculaire. Il possède aussi la propriété de dilater la pupille.

Propriétés thérapeutiques. — On emploie l'écorce de la plante comme alexitère contre la morsure des serpents à la Martinique, à la Guyane et dans l'Inde française.

Usitée au Brésil comme hypnotique, purgatif énergique et diurétique.

Indigotifera tinctoria L. et Vahl.
Indigotifera aspalatoïdes Vahl.

Plante de la famille des Légumineuses.

1° Indigotifera tinctoria L.

Synonymie. — *Indigotifera Indica* Lam, *Indigotier;* deux variétés *Macrocarpa* B., *Brachycarpa*.

Habitat. — Inde, Sénégal, Guadeloupe, la Réunion, Madagascar, Tonkin, Cochinchine, Nouvelle-Calédonie.

Parties employées. — Tiges, suc, racines.

Caractères botaniques. — Sous-arbrisseau à tige droite; feuilles pennées et à quatre ou cinq paires de folioles. Folioles ovales, recouvertes de duvet en dessous; fleurs en grappes axillaires plus courtes que les feuilles. Calice à cinq divisions à lobes aigus. Étendard arrondi et large. Carène subulée avec un renflement de chaque côté, souvent renversée par élasticité. Étamines diadelphes. Style filiforme, glabre. Stipules petites, distinctes du pétiole. Pédoncules axillaires. Fruit : gousse cylindrique contournée sur elle-même, courbée plus ou moins, contenant une dizaine de graines cylindriques, tronquées.

2° Indigotifera aspalatoïdes Vahl.

Synonymie. — *Aspalathus Indica* L.

Habitat. — Inde.

Parties employées. — Tiges, feuilles et suc.

Caractères botaniques. — Arbrisseau à rameaux cylindriques, recouverts à la partie centrale de duvet serré et blanc ; pétale nul ; folioles au nombre de trois à cinq, linéaires, ténues, enroulées, recouvertes de nombreux poils. Pédoncule axillaire, solitaire, portant une seule fleur. Calice à cinq divisions à lobes aigus. Étendard arrondi et élargi. Carène subulée, renflée sur les deux parties latérales, renversées. Étamines diadelphes. Style filiforme, glabre. Stipules petites, distinctes du pétiole. Fruit : gousses droites, cylindriques, recouvertes de nombreux poils, à quatre ou six graines tronquées et souvent séparées par un isthme.

Composition chimique. — La composition chimique de l'indigo est connue et sortirait du cadre de notre sujet.

Propriétés physiologiques. — Feuilles antispasmodiques, emménagogues, purgatives ; racine fébrifuge.

Propriétés thérapeutiques. — On emploie comme alexitère le suc des jeunes pousses ou la décoction des feuilles fraîches. Les Indiens s'en servent volontiers à l'extérieur et à l'intérieur ; mais il faut employer cette plante à haute dose pour avoir un effet appréciable. Aux Antilles, on emploie la racine comme fébrifuge et aussi contre l'épilepsie, les coliques néphrétiques et hépatiques. Les feuilles sont purgatives et employées contre l'hystérie, la chorée, l'aménorrhée et l'albuminurie.

Cassia absus L.

Plante de la famille des Légumineuses.

Habitat. — Inde, Madagascar, Sénégal, la Réunion.

Parties employées. — Les graines.

Caractères botaniques. — Sous-arbrisseau ; feuilles à deux paires de folioles. Folioles ovales, glabres, ciliées, ponctuées avec de petites glandes. Rameaux et pétioles pubescents ; petites bractées en dessous du pédoncule. Les fleurs inférieures solitaires, sessiles ; les fleurs supérieures disposées en grappe terminale nue. Fleurs de couleur jaune safran. Le calice a des sépales ou obtus ou aigus. Les pétales sont égaux. Les étamines au nombre de dix égales et fertiles toutes. Les anthères ont deux sillons au sommet.

Le fruit est une gousse plane, sèche, comprimée à une loge ou quelquefois divisée en beaucoup de logettes. Graines placées verticalement, parallèlement aux valves, ovales, comprimées, à test épais, corné, non luisant, à cotylédons jaunes, à saveur amère.

PROPRIÉTÉS THÉRAPEUTIQUES. — Les graines, broyées avec de l'eau, sont appliquées sur la morsure des serpents ; elles déterminent une violente inflammation dérivative, susceptible de conjurer le mal.

On l'emploie aussi contre les ophtalmies ainsi que contre la conjonctivite purulente.

Mimosa pudica L.

Plante de la famille des Légumineuses, tribu des Mimosées.

SYNONYMIE. — *Herbe mamzelle à fleurs roses*, *Sensitive épineuse*, *Herbe vive*, *Herbe sensible*.

HABITAT. — Martinique, Guadeloupe.

PARTIE EMPLOYÉE. — La racine.

CARACTÈRES BOTANIQUES. — Plante sous-frutescente, recouverte d'aiguillons épais et infrastipulaires, ils sont droits ou courbés. La tige, les pétales, les pédoncules portent des poils étalés ; les feuilles sont bipennées, formées de deux paires de pennules presque digitées, dont chacune porte quinze paires de folioles obliques, linéaires, aiguës au sommet, glabres ou revêtues de poils couchés à la face inférieure, parfois rougeâtre. Les capitules de fleurs sont purpurines, elliptiques; bractées plus courtes que la corolle, calice très petit ou rudimentaire.

Fruit-légume à valves glabres, lisses, couvert sur les bords de soies raides, presque en aiguillons.

COMPOSITION. — Tanin, glucoside analogue à la cathartine, mucilage, résine astringente.

PROPRIÉTÉS PHYSIOLOGIQUES. — Astringent, émétique, diaphorétique.

PROPRIÉTÉS THÉRAPEUTIQUES. — La racine de cette plante est regardée comme un puissant alexitère à cause de ses propriétés vomitives. Les nègres en prennent 25 centigrammes environ qu'ils font macérer dans du vin chaud. Il se forme une diaphorèse abondante accompagnée de vomissements. On l'emploie encore en infusion contre les diarrhées comme l'ipécacuanha. Les feuilles sont employées contre le lumbago et la néphrite.

Cleome pentaphylla L.

Plante de la famille de Capparidacées.

Synonymie. — *Gynandropsis pentaphylla* Vahl. et D. C.

Habitat. — Inde, Guyane, Guadeloupe, Martinique.

Parties employées. — Feuilles fraîches.

Caractères botaniques. — Plante annuelle, herbacée, glabre. Feuilles alternes, composées, à cinq folioles ; les feuilles extrêmes ont trois folioles entières, elliptiques, lancéolées, dentelées. Fleurs blanchâtres en grappes terminales. Calice à quatre sépales étalés. Corolle à quatre pétales. Étamines au nombre de six, libres, supportées par une colonne grêle, étirée. Ovaire libre, stipité, uniloculaire, multiovulé. Fruit : silique allongée, étroite, s'ouvrant à maturité en deux valves membraneuses. Graines réniformes albuminées.

Composition. — Cette plante contient une huile essentielle sulfurée, à odeur pénétrante, caustique sur la langue.

Propriétés physiologiques.—Antiscorbutique, stimulant, diurétique, diaphorétique, apéritif; comme usage externe, révulsif.

Propriétés thérapeutiques. — Les feuilles pilées sont appliquées sur la morsure des serpents venimeux. En même temps on administre une infusion de 30 grammes de plante pour 100 grammes d'eau.

On emploie à la Martinique, contre la morsure du trigonocéphale, la plante écrasée qui est appliquée sur la peau, et y détermine une vive inflammation suivie de vésication. En même temps, on en fait boire le suc ou une décoction qui ne tarde pas à amener une diurèse et une diaphorèse abondantes. On l'emploie encore comme antiscorbutique et fébrifuge dans l'altération des muqueuses, soit des bronches, de la vessie ou des reins.

Mode d'emploi. — Suc ou décoction à la dose de 50 grammes par litre d'eau. Sirop à l'intérieur.

Feuilles contusées, appliquées en topique, comme rubéfiant à l'extérieur.

Tinospora cordifolia Miers.

Plante de la famille des Ménispermacées.

Synonymie. — *Cocculus cordifolium* D. C., *Chasmanthera cordifolia* H. B., *Gulancha*.

Habitat. — Inde.

Parties employées. — La tige et la racine.

Description botanique. — Arbuste grimpant de grande taille. Tiges vivaces, volubiles avec des racines adventives de plusieurs mètres qui s'implantent dans le sol. Feuilles alternes, cordiformes, aiguës au sommet, glabres. Fleurs unisexuées, en grappes axillaires ou terminales plus longues que les feuilles. Les fleurs mâles sont fasciculées, les fleurs femelles sont ordinairement solitaires. La fleur mâle est formée de six sépales insérés sur deux verticilles, ceux qui sont à l'intérieur, membraneux et plus larges que ceux placés extérieurement. Pétales au nombre de six, dont trois superposés aux sépales extérieurs et trois aux sépales postérieurs, les pétales sont plus petits que les sépales, concaves, repliés, enveloppant les étamines qui sont au nombre de six et libres. Dans la fleur femelle, les étamines sont représentées par six staminoïdes claviformes ; les ovaires sont au nombre de trois, à une seule loge, renfermant chacune un ovule anatrope, descendant. Styles simples ; stigmates bifurqués. Fruit : drupe rouge pyriforme contenant une seule graine déprimée au niveau de la face ventrale par l'endocarpe qui fait saillie dans la cavité carpellaire. L'albumen est ruminé sur la face ventrale ; les cotylédons sont foliacés et ovales.

Description de la drogue. — On trouve dans les bazars de l'Inde la tige sous forme de fragments courts, de 1 à 5 centimètres de diamètre, ratatinés, à écorce lisse, translucide, ridée, recouverte de verrues saillantes et de cicatrices produites par les racines adventives. Cette écorce se sépare très facilement du bois. Son odeur est à peu près nulle et sa saveur est amère.

Composition chimique.—La tige contient beaucoup d'amidon, un alcaloïde identique à la berbérine et un principe amer incristallisable (Fluckiger).

Propriétés physiologiques. — Tonique, altérant, diurétique, antipériodique. Il augmente la pression artérielle.

Propriétés thérapeutiques. — Les Hindous emploient à l'intérieur cette plante contre la morsure des serpents ; son action s'explique par ses propriétés diurétiques et stimulantes.

On la prescrit aussi contre les rhumatismes, la dyspepsie, les fièvres, les affections du foie. On l'administre dans les convalescences longues.

Le *Tinospora cordifolia* est inscrit dans la *Pharmacopée de l'Inde.*

Mode d'emploi et doses. — Infusion de 30 grammes de tige dans 600 grammes d'eau à prendre en une fois comme alexitère, et en six doses comme tonique et antipériodique. Teinture au cinquième à la dose de 4 à 8 grammes. Extrait aqueux à la dose de 2 grammes par jour en pilules.

Cocculus acuminata D. C.

Plante de la famille des Ménispermacées.

Habitat. — Inde, Cochinchine.

Caractères botaniques.—Tige grêle, grimpante. Feuilles ovales, aiguës, entières, glabres, avec cinq nervures à la base. Fleurs en grappes axillaires, très velues et un peu plus longues que le pétiole. Sépales et pétales en ordre tertiaire. Carpelles au nombre de trois ou six. Le fruit est une drupe contenant de une à six baies obliques, réniformes, comprimées, monospermes Cotylédons séparés.

PROPRIÉTÉS THÉRAPEUTIQUES. — D'après M. de Lanessan, les Indiens emploient la plante entière contusée en application sur les morsures de serpents venimeux.

Hypericum sinense L.

Plante de la famille des Hypéricacées.

HABITAT. — Inde, Cochinchine.

CARACTÈRES BOTANIQUES. — Sous-arbrisseau à tige cylindrique. Feuilles elliptiques, obtuses, avec des points noirs ; les pédoncules ont deux bractées. Calice oblong, obtus, ponctué de noir. Style composé de trois ou cinq divisions accolées. Pétales au nombre de cinq. Sépales inégales au nombre de cinq plus ou moins réunis à la base. Étamines en nombre indéfini, polyadelphes à la base. Le fruit est une capsule membraneuse.

PROPRIÉTÉS PHYSIOLOGIQUES. — Stimulant, balsamique, diurétique.

PROPRIÉTÉS THÉRAPEUTIQUES. — Employé par les Indo-Chinois comme alexitère externe contre les morsures des vipères. Les feuilles contusées sont appliquées sur la plaie, ou l'on fait des compresses de teinture d'*Hypericum sinense*.

On l'emploie contre les fièvres, mais cette propriété est douteuse.

Cissus quadrangularis L.

Plante de la famille des Ampélidées.

SYNONYMIE. — *Sœlanthus quadrangularis* Fork.

HABITAT. — Inde, Sénégal.

PARTIE EMPLOYÉE. — Tige.

CARACTÈRES BOTANIQUES. — Tige tétragonale, grimpante, ailée ; feuilles cordiformes, ovales, à dents de scie, glabres, épaisses et charnues. Fleurs petites, de couleur verdâtre. Corolle polypétale à quatre divisions qui sont réunies en paquet du sommet à la base en un faisceau unique. Calice entier. Étamines au nombre de quatre, oppositipétales. Pédoncules recouverts de poils rudes. Ovaire à quatre loges. Le fruit est une baie monosperme ou à quatre graines.

PROPRIÉTÉS THÉRAPEUTIQUES. — Les tiges charnues pilées sont appliquées en topique contre la morsure des serpents, dans l'Inde.

Au Sénégal, on l'emploie contre les brûlures de la même façon.

Teucrium inflatum L. et Swartz.

Plante de la famille des Labiées.

Synonymie. — *Teucrium villosum* Forst, *Teucrium palustre* Kunth, *Teucrium vesicatorium* Mill.

Habitat. — Inde, Martinique, Guadeloupe.

Partie employée. — Suc de la plante entière.

Caractères botaniques. — Herbe à tige droite, pubescente et rude. Feuilles ovales ou lancéolées, arrondies à la base, tronquées ou cordiformes, blanches en dessous, de 6 à 8 centimètres de long. Inflorescence en épi simple; bractées lancéolées. Calice incliné, enflé, pubescent, à orifice resserré avec une dent plus large que les quatre autres. Corolle de couleur violet pâle.

Propriétés physiologiques. — Cette plante est diurétique, sialagogue, vulnéraire, balsamique.

Propriétés thérapeutiques. — Elle jouit de propriétés alexitères qui la font employer contre les morsures des serpents venimeux. A cet effet, on administre à l'intérieur le suc de la plante fraîche, à la dose d'une demi-cuillerée toutes les heures pendant six heures de suite, et à l'extérieur on fait des cataplasmes avec la plante entière pilée. On l'emploie également sous forme de teinture au cinquième, à la dose de 15 à 30 grammes.

Leucas aspera Spreng.

Plante de la famille des Labiées.

Synonymie. — *Phlomis aspera* Willd, *Phlomis esculenta* Roxb.

Habitat. — Inde, la Réunion.

Partie employée. — Suc de la plante entière.

Caractères botaniques. — Plante herbacée annuelle de 30 à 40 centimètres de haut; tige pubescente, quelquefois glabre. Feuilles nombreuses, oblongues, linéaires, crénelées ou dentelées, vertes, entières, distantes, à court pétiole, en verticilles placés à égale distance sur la tige et contenant le même nombre de feuilles. Bractées oblongues, linéaires, subulées, vertes et velues; les bractées sont égales en longueur au calice. Inflorescence semblable de haut en bas, les verticilles se composent de dix à vingt fleurs d'environ 10 millimètres de diamètre. Calice glabre, mais cilié à la base, strié au sommet, recourbé avec un orifice unique, avec des dents petites et égales. Les fleurs supérieures sont stériles. Les étamines, au nombre de quatre, ont leurs filaments libres.

Propriétés physiologiques. — Cette plante produit l'augmentation des sécrétions salivaires et urinaires.

Propriétés thérapeutiques. — On emploie le suc de la plante à l'intérieur comme alexitère, et à l'extérieur on applique des cataplasmes de la plante fraîche pilée.

Leucas angularis Benth.

Plante de la famille des Labiées.

Habitat. — Inde.

Parties employées. — Les feuilles.

Caractères botaniques. — Plante herbacée à tige retombante, pubescente ; les rameaux ont la tige tétragonale et aiguë, ciliée aux angles. Feuilles à court pétiole, ovales, crénelées, rugueuses, recouvertes sur les deux faces de poils et de cils. Les fleurs réunies en verticilles ne sont pas nombreuses ; les bractées sont petites. Le calice est campanulé, tubulé, recouvert de duvet ; son orifice est régulier avec des dents aiguës, soyeuses, droites ou recourbées. Les filaments des anthères sont nus à la base. Les fruits sont de petites nucules triangulaires, obtuses au sommet.

Propriétés physiologiques. — Cette plante augmente la pression artérielle, la salivation ; elle est diurétique.

Propriétés thérapeutiques. — On applique les feuilles fraîches pilées en topique contre la morsure des serpents venimeux, et en même temps on fait boire au patient une infusion concentrée de la plante ou 30 grammes de teinture au cinquième.

Ocimum minimum L.

Plante de la famille des Labiées, tribu des Ocimées.

Synonymie. — *Petit basilic.*

Habitat. — Inde, Cochinchine.

Parties employées. — Suc de la plante, feuilles fraîches.

Caractères botaniques. — Tige droite, recouverte d'un très léger duvet ; feuilles longuement pétiolées, nombreuses, ovales, entières, glabres. Pétiole glabre. Inflorescence semblable du haut en bas, composée de grappes simples, courtes, formant des verticilles lâches. Calice plus court que le pédoncule, à cinq dents aiguës et courtes ; il est ovale. Les étamines, au nombre de quatre, ont leurs filaments libres. Le fruit est composé de quatre akènes ovoïdes.

Propriétés physiologiques. — Stimulant, excitant, augmentant la pression artérielle ; antiseptique, diurétique, antispasmodique.

Propriétés thérapeutiques. — Le suc est employé comme alexitère; on l'emploie aussi comme antihelminthique.

Heliotropium indicum L.

Plante de la famille des Borraginées, série des Héliotropiées.

Synonymie. — *Heliotropium cordifolium* Moenck, *Heliotropium horminifolium* Mill., *Heliotropium anisophyllum* Beauv., *Heliotropium parvifolium* Blanco, *Tiaridium indicum* Lehm., *Tiaridium anisophyllum* Don.

Habitat. — Inde, Cochinchine, Rio-Nunez, la Réunion, Guyane, Guadeloupe.

Partie employée. — Suc des feuilles.

Caractères botaniques. — Plante herbacée, annuelle, à odeur vireuse et à goût amer, de 20 à 30 centimètres de haut. Tiges nombreuses, droites, rameuses, de la grosseur du petit doigt, fistuleuses, recouvertes de poils rudes. Feuilles tantôt alternes, tantôt opposées, à très long pétiole, cordiformes ou ovales à la base, dentelées sur les bords, rugueuses et poilues. Fleurs hermaphrodites en épis terminaux, solitaires et simples. Le limbe de la corolle est bleu ou rouge; la corolle a la gorge dépourvue d'écailles. Fruit glabre, bifide, en forme de mitre, à 4 loges et deux graines.

Propriétés physiologiques. — Antiseptique, diurétique.

Propriétés thérapeutiques. — On fait, dans l'Inde et en Afrique, des applications de suc de feuilles sur la morsure des serpents venimeux, en même temps qu'on fait infuser le résidu de l'expression et on le donne à boire au patient.

On emploie aussi le suc contre les furoncles, dans la pharyngite et la tonsillite. En Cochinchine, à la Réunion, à Rio-Nunez, on emploie les feuilles en cataplasmes comme maturatif dans les plaies et l'anthrax et pour provoquer de la diurèse; le suc est employé contre l'ophtalmie.

Strychnos colubrina L. non Wight.

Plante de la famille des Solanacées, tribu des Strychnées.

Synonymie. — *Bois de couleuvre*, *Lignum colubrinum* de Rumphius.

Habitat. — Inde.

Partie employée. — L'écorce de la racine.

Caractères botaniques. — Racine ligneuse, dure et marbrée. Tige sarmenteuse, inerme, à vrilles simples, latérales, solitaires. Feuilles elliptiques ou oblongues, obtuses ou aiguës au sommet, à trois nervures glabres. Fleurs en corymbe terminal avec peu de fleurs. Corolle tubulaire à cinq divisions ; cinq étamines libres insérées au sommet du tube ; ovaire simple à deux loges multiovulées, surmonté d'un style simple terminé par un stigmate en tête. Le fruit est une baie globuleuse contenant de deux à treize graines; la baie a une écorce dure, verte, avec une pulpe blanche; son diamètre est de 6 centimètres.

Description de la drogue. — Le Bois de couleuvre paraît provenir d'une racine de grosseur variable ne présentant pas d'aubier, avec une écorce mince. Il est compact, brun foncé, avec des taches superficielles jaune orangé. Il ressemble un peu au bois de chêne, mais on l'en distingue à ses fibres ligneuses, ondulées, satinées et luisantes. D'ailleurs, il varie dans ses propriétés physiologiques, bien qu'il conserve toujours le même aspect.

Composition. — Contient de la strychnine $C^{44}H^{24}Az^{2}O^{8}$ et de la brucine $C^{46}H^{26}Az^{2}O^{8}+8HO$.

Propriétés physiologiques. — Toxique, tétanique, convulsivant, fébrifuge à faible dose, diurétique.

Propriétés thérapeutiques. — On l'a employé contre la morsure des serpents, à cause de son aspect extérieur ressemblant à celui de la couleuvre, et il fut un temps où l'on employait en thérapeutique la plante ayant de la ressemblance au mal qu'il fallait guérir. Il y a des cas, en effet, où une décoction de cette racine a eu quelque succès, mais je crois qu'il est inutile d'avoir recours à cette plante ; d'abord, à cause de sa toxicité et de son action physiologique voisine de celle du venin des serpents.

Dans le même ordre d'idées, on a employé l'écorce de *Strychnos gaulteriana* Pierre, et de *Strychnos nux vomica* L. contre la morsure des serpents, la rage, le tétanos et le choléra.

Alangium Lamarkii Twat.

Plante de la famille des Combrétacées, tribu des Alangiées.

Habitat. — Inde.

Parties employées. — Écorce de la racine et feuilles.

Caractères botaniques. — Arbre toujours vert, à rameaux épineux. Feuilles alternes, sans stipules, ovales, lancéolées, entières, penninervées. Fleurs en cyme, axillaires, sessiles ; la corolle est campanulée, à cinq dents, à cinq pétales blancs, linéaires, étalés et un peu courbes. Le calice a un tube ovoïde, étranglé au sommet, à cinq dents. Étamines au nombre de trente, à filaments libres, filiformes ; les anthères sont accolées, linéaires, biloculaires, introrses, avec un double sillon, à déhiscence longitudinale. Style simple ; stigmate renflé. Disque épigyne, charnu à la base du calice. Ovaire infère logé dans le réceptacle concave, à une seule loge et un seul ovule.

Le fruit est une drupe ovale, doux au goût, couronné du calice persistant à côtes saillantes et velu ; le noyau uniloculaire, dur, sans valves, avec un trou au sommet. Graine ovale, à albumen charnu, friable, à embryon droit, à radicule longue et à cotylédons plans, foliacés, ovales.

PROPRIÉTÉS PHYSIOLOGIQUES. — Écorce de la racine émétique, diurétique, fébrifuge, altérante.

PROPRIÉTÉS THÉRAPEUTIQUES. — On donne comme alexitère la poudre de racine à l'intérieur, et grâce aux vomissements et à l'émission d'urine, le venin est éliminé ; en même temps, on applique sur la plaie un cataplasme de feuilles qui agit comme calmant et maturatif.

DOSES. — Poudre d'écorce de la racine à la dose de 1 à 2 grammes pris à l'intérieur.

Ammania vesicatoria Roxb.

Plante de la famille des Lythracées, tribu des Ammaniées.

SYNONYMIE. — *Ammania baccifera* L.

HABITAT. — Inde.

PARTIES EMPLOYÉES. — Les feuilles.

CARACTÈRES BOTANIQUES. — Plante herbacée, âcre, dégageant l'odeur de l'acide chlorhydrique et croissant dans les lieux humides. Tige droite, rameuse, à rameaux indivis. Feuilles sessiles, lancéolées, atténuées à la base, alternes, glabres, plus petites à la partie supérieure, de 2 à 3 centimètres de long. Fleurs sessiles à l'aisselle des feuilles, solitaires, petites, presque en verticille, manquant de corolle. Calice campanulé à quatre dents très petites, dressées, planes. Style simple, quatre étamines libres. Ovaire à deux loges multiovulées. Le fruit est une capsule ovale, globuleuse, membraneuse, uniloculaire par la résorption de la cloison ; la capsule reste entourée du calice et du réceptacle persistants. Graines nombreuses fixées à un placenta central de forme tétragonale.

PROPRIÉTÉS PHYSIOLOGIQUES. — Vésicant énergique.

PROPRIÉTÉS THÉRAPEUTIQUES. — On applique en topique, sur la morsure des serpents, des feuilles pilées ; grâce à une révulsion rapide et très considérable, on peut empêcher le venin de pénétrer dans le torrent circulatoire. On emploie cette plante pour tous les usages médicaux où la vésication ou la rubéfaction de la peau sont indiquées ; de plus son action est indolore et ne produit aucun accident rénal ou vésical.

Vitex trifolia L.

Plante de la famille des Verbénacées.

Synonymie. — *Kabri ;* deux variétés : α *trifoliata* Vahl., β *unifoliata* Sieb.

Habitat. — Inde, la Réunion.

Partie employée. — Le suc des feuilles.

Caractères botaniques. — Arbre dont les rameaux et les feuilles sont recouverts de duvet et de poussière blanche ; la face inférieure des feuilles et les panicules sont blancs, par suite de poils laineux qui les recouvrent; feuilles pétiolées au nombre de trois ou quelquefois simples. Folioles ovales, oblongues, aiguës, obtuses à la base et souvent longuement atténuées, sessiles, entières, glabres sur la face supérieure. Inflorescence en panicules terminales composées de cymes pédonculées, dressées, étroites. Le calice, en forme de coupe, est petit, aigu, recourbé et dentelé. La corolle a deux lèvres, dont la lèvre supérieure a deux lobes et celle inférieure est divisée en trois lobes par des découpures latérales, et les lobes latéraux sont plus grands que ceux de la lèvre supérieure, et le lobe intermédiaire est plus grand que toutes les autres divisions. La corolle est étendue, campanulée et souvent renflée à la gorge. Les étamines sont au nombre de quatre, didynames, insérées au tube de la corolle, ascendantes. Anthères cordiformes avec des loges séparées à la base, déhiscentes par un sillon longitudinal. Style terminal, filiforme, aigu au sommet et bifide. Le fruit est une drupe noire, de la grosseur d'un pois, formé du calice agrandi et caduc, succulent, à quatre loges contenant un noyau ligneux. Graines droites à cotylédons appliqués, à radicule courte et infère.

Propriétés physiologiques. — Fébrifuge, maturatif, emménagogue.

Propriétés thérapeutiques. — Le suc des feuilles est usité comme alexitère contre la morsure des serpents, et en même temps les indigènes chauffent des feuilles dans des pots de terre, les appliquent sur la partie mordue et les maintiennent en place à l'aide d'un bandage.

On l'emploie de la même façon contre les rhumatismes et les affections fébriles rhumatismales et catarrhales. Le fruit est employé contre les fièvres intermittentes légères et contre les migraines.

En gynécologie, les feuilles et les fruits sont employés comme emménagogues et surtout pour faciliter les accouchements.

Achyranthes aspera L.

Plante de la famille des Amarantacées.

Trois variétés : *α indica* L., *β crispa* Zolling, *Guidlingii* Hoock.

HABITAT. — Inde, Guadeloupe, Martinique.

PARTIES EMPLOYÉES. — Les graines.

CARACTÈRES BOTANIQUES. — Sous-arbrisseau à tige droite, striée, pubescente avec des poils bruns et gris. Tige de $1^m,40$ à $2^m,80$, tortueuse, rameuse. Rameaux renforcés aux articulations, de couleur blanche ou grise, épais, généralement tétragonaux, pubescents. Feuilles à court pétiole, ovales, arrondies et quelquefois en losange arrondi, et atténuées brusquement à la base, très obtuses avec une courte pointe, pubescentes, d'une couleur vert pâle. Feuilles de 6 à 8 centimètres de long et de 4 à 5 centimètres de large. Pétiole de 1 à 2 centimètres et demi de long, rugueux, pubescent, avec de petites nervures proéminentes. Fleurs en longs épis, petits, en forme de verges, aigus, à fleurs lâches, rouges ou verdâtres, l'épi des bractées latérales dépassant le limbe des fleurs ; calice double de longueur des bractées avec des sépales ordinairement glabres avec trois nervures. Épi et pédoncule de 16 à 32 centimètres de long, de 6 millimètres de large, dressés, courbes au sommet ; le pédoncule a de 8 à 20 millimètres de long. Bractées égales, glabres ; celle qui est la plus basse est ovale, subulée, avec des poils rudes en forme de carène, les bractées latérales sont irrégulièrement ovales, en longs épis, entières, avec des côtes, en forme de carène et avec une nervure très épaisse. Les fleurs ont 4 millimètres de long, lancéolées. Sépales étroits, lancéolés, très aigus, cartilagineux. Filaments étroits, linéaires. Les staminoïdes sont un peu plus courts que les filaments, en forme d'un rucher quadrilatère, dentelés au sommet, avec un bord entier, produisant une déchirure dorsale profonde en lamelle dressée. Anthères elliptiques, ovales. Style grêle, plus long que les étamines. Utricule très long, cylindrique, tronqué au sommet, glabre, vert. Graines oblongues, de couleur brun rougeâtre.

PROPRIÉTÉS PHYSIOLOGIQUES. — Graines astringentes, diurétiques.

PROPRIÉTÉS THÉRAPEUTIQUES. — On emploie les graines en décoction contre la morsure des serpents.

On emploie aussi les graines contre la diarrhée et la ménorragie, et comme diurétique.

Luffa acutangula Roxb.

Plante de la famille des Cucurbitacées.

Synonymie. — *Petola Bengalensis* Rhum., *Cucumis acutangulus* L., *Cucurbita acutangula* Blum., *Momordica luffa* Vell.; variétés: α *Luffa amara* Roxb., β *Luffa subangulata* Miq.

Habitat. — Inde, Tahiti, Martinique.

Parties employées. — Le suc des feuilles et la racine.

Caractères botaniques. — Plante à tige grimpante, longue de 3 à 6 mètres, pentagonale, glabre, rude sur les angles. Pétiole solide, anguleux, rugueux, de 8 à 12 centimètres de long. Feuilles vert pâle, de 15 à 20 centimètres de long et de large, avec un lobe arrondi à la base de 4 à 5 centimètres de profondeur, les nervures et les veines sont proéminentes sur la face inférieure. Vrilles allongées, hérissées, avec deux, quatre ou cinq divisions. Fleurs mâles et femelles à la même aisselle. Inflorescence mâle comprenant dix-sept à vingt fleurs de 10 à 15 centimètres de long avec des bractéoles à la base; pédicule de 1 à 4 centimètres de long, inséré au quart supérieur du pédoncule commun, articulé près du sommet et portant une bractée petite, ovale et glanduleuse au tiers inférieur. Calice légèrement pubescent à tube court, campanulé, pentagonal, avec des lobes lancéolés en forme de carène, un peu plus long que le tube. Pétale étalé, cordiforme, incisé et aigu au sommet, légèrement veiné de 2 centimètres de long et de 2 à 2 centimètres et demi de large. Les étamines au nombre de trois, dont une uniloculaire et les deux autres biloculaires; filaments de 3 à 4 millimètres de long, barbus à la base. Pistil glanduleux, trilobé. Pédoncule femelle, robuste, de 5 à 10 centimètres de long. Fruit de 15 à 30 centimètres de long et de 6 à 10 centimètres de large, en forme de clou, obtus au sommet ou légèrement aigu, non verruqueux, d'une seule couleur ou rarement vert très foncé aux angles. Graines jaunes ou noires, ridées, avec deux petits lobes à la base, de 11 à 12 millimètres de long, 7 à 8 millimètres de large, 2 millimètres d'épaisseur.

Propriétés physiologiques. — Les racines sont éméto-cathartiques. Les graines sont vomitives et purgatives; les tiges et feuilles amères et diurétiques.

Propriétés thérapeutiques. — On administre comme alexitère une décoction de 10 grammes de racine pour 1 000 d'eau, et une autre de 10 grammes de tige pour 1 000 d'eau qu'on fait boire coup sur coup.

On l'emploie aussi contre les engorgements de la rate consécutifs aux fièvres intermittentes.

Bryonia umbellata Kleiu non Wahl.

Plante de la famille des Cucurbitacées.

Synonymie. — *Zehneria umbellata* Tiv., *Solena heterophylla* Lour., *Melothia heterophylla* D. C., *Karivia umbellata* Am., *Karivi Valli;* douze variétés par suite de la forme différente des feuilles.

Habitat. — Inde, Cochinchine.

Parties employées. — Les tubercules et les feuilles.

Caractères botaniques. — Racine durable, composée de plusieurs tubercules. Tige grêle, allongée, rameuse, glabre, sillonnée. Pétiole grêle, strié, légèrement velu et rude, d'un demi-centimètre à 1 centimètre et demi de long. Feuilles de couleur vert pâle et rarement vert foncé sur la face supérieure et tachetées de points blancs, et vert pâle ou cendré sur la face inférieure, avec un profond sillon à la base; le limbe est dentelé, rarement entier, de 6 à 20 centimètres de long. Vrilles grêles, très longues, anguleuses, sillonnées, glabres. Pédoncule commun, le pédoncule mâle est grêle, d'un demi-centimètre à 2 centimètres de long; il a de quinze à vingt-cinq fleurs. Le pédicule dressé, étalé, glabre ou rarement ayant quelques poils parsemés, de 2 à 8 millimètres de long. Le tube du calice est campanulé, cylindrique, arrondi à la base, de 5 millimètres de long et 3 millimètres de large; les dents, subulées, ont un quart de millimètre de long. Corolle légèrement velue, à segments étalés, triangulaires, aigus, de 1 millimètre et demi de long. Les filaments des étamines sont très grêles, glabres, de 3 millimètres de long. Anthères orbiculaires de 1 millimètre un quart de long, loges arquées avec de nombreux cils. Le pédoncule femelle a un demi-centimètre à 1 centimètre de long. Ovaire oblong, étranglé, glabre ou plus ou moins velu. Fruit rouge de 4 à 5 centimètres de long et de 2 à 2 centimètres et demi d'épaisseur. Graines cendrées de 6 millimètres de long, 5 millimètres de large et 4 millimètres et demi d'épaisseur.

Propriétés thérapeutiques. — On emploie comme alexitère le suc des feuilles pour panser les plaies, en même temps qu'on administre au patient le suc ou la décoction des tubercules des racines.

Coccinia indica W. et Arn.

Plante de la famille des Cucurbitacées.

Synonymie. — *Cephalandra Indica* Naud.; trois variétés : *α genuina*, *β Wrightiana*, *γ alicæfolia*.

Habitat. — Inde.

Parties employées. — Les tubercules.

Caractères botaniques. — Plante grimpante ou couchée à terre, de 2 mètres de long. La racine, épaisse, comprend, au milieu de nombreuses radicules, quelques tubercules. La tige est ligneuse et persistante. Les rameaux sont très grêles, sillonnés, polis. Le pétiole, de 2 à 5 centimètres de long, est très grêle et recouvert de petites stries. Feuilles vert foncé à la face supérieure et plus pâles sur la face inférieure, enfin souvent recouvertes de petits points blancs ; les feuilles ont cinq nervures à la base ; elles ont de 5 à 10 centimètres de long et de large ; elles ont aussi à la base un repli arrondi de 1 à 2 centimètres de large et de long. Vrilles très grêles, allongées, striées. Le pédoncule mâle est filiforme, strié, de 2 à 6 centimètres de long. Le calice a un tube campanulé, glabre, de 4 à 5 millimètres de long et de large, et des dents de 3 à 4 millimètres de long. Corolle de 3 centimètres de long, glabre extérieurement et recouverte de poils rudes intérieurement. La colonne staminaire est glabre, de 2 à 3 millimètres de long et de 1 millimètre d'épaisseur; les anthères forment une masse arrondie de 6 à 7 millimètres d'épaisseur. Le pédoncule femelle est assez grêle, de 1 à 3 centimètres de long. Les staminoïdes sont au nombre de trois, subulés, poilus à la base, de 3 millimètres de long. Ovaire oblong, de 12 à 15 millimètres de long et de 3 à 4 millimètres d'épaisseur ; style grêle, glabre, de 6 à 7 millimètres de long ; stigmate entier, dressé, recouvert de papilles nombreuses, de 5 à 6 millimètres de long. Le fruit est glabre, rond, de 5 centimètres de long et de 2 centimètres et demi de large, à pulpe molle, rouge, insipide. Les graines sont blanc sale, avec deux petites dents à la base, arrondies au sommet, avec des petites papilles nombreuses ; les graines ont de 6 à 7 millimètres de long, 2 millimètres et demi à 4 millimètres de large et 1 millimètre et demi d'épaisseur.

Propriétés thérapeutiques. — On l'emploie aux mêmes usages alexitères que la *Bryonia umbellata* et le *Luffa acutangula*.

Xanthoxylum fraxineum Wild.

Plante de la famille des Rutacées. — Xanthoxylées.

Synonymie. — *Bois épineux blanc*, *Clavelier des Antilles*.

Habitat. — Martinique, Guyane.

Caractères botaniques. — Arbuste de 2 à 3 mètres de haut, à branches alternes, couvert d'épines fortes, aiguës et épaisses. Feuilles alternes, imparipennées, à folioles opposées, quatre ou cinq paires, une terminale à rachis tantôt aiguillonné, tantôt inerme. Les folioles presque sessiles, ovales, aiguës, légèrement découpées et munies de duvet sur la face inférieure. Fleurs dioïques, petites, verdâtres, disposées en ombelles sessiles, à pétales.

Le réceptacle convexe porte un nombre variable de sépales libres ou unis. Les étamines, dans les fleurs mâles, sont en nombre variable et insérées sur un disque plus ou moins développé, libres, à anthères biloculaires. Dans la fleur femelle, les étamines sont des staminoïdes. Le gynécée, rudimentaire dans les fleurs mâles, est formé, dans les fleurs femelles, de quatre ovaires libres, à une seule loge renfermant deux ovules. Styles divergents à extrémité dilatée stigmatifère. Les fruits sont des coques stipitées, ovales, ponctuées, rouges, s'ouvrant verticalement en deux panneaux latéraux. Graines petites, un peu aiguës.

Floraison en mai.

Partie employée. — L'écorce de la tige.

Description de la drogue. — L'écorce se présente sous la forme de fragments minces, de couleur gris noirâtre, parsemée de taches blanches et de petits points noirs. Intérieurement, elle est finement striée longitudinalement, un peu luisante. Quand elle provient de branches peu âgées, elle est blanchâtre, munie d'épines linéaires à la base, de 6 millimètres de long. La couche interne est blanchâtre, lisse ; la cassure est courte, non fileuse. La couche extérieure est verte. L'écorce est luisante, presque inodore, de saveur d'abord douce et légèrement aromatique, puis enfin âcre et excitant la salivation.

Anatomie de l'écorce (d'après M. F. Mendes Estrada). — La couche épidermique se compose d'éléments réguliers. Dans le parenchyme cortical, on trouve diverses séries de cellules intimement unies entre elles, et dépourvues de granules, contenant une substance rougeâtre d'une couleur plus foncée vers la périphérie de chaque cellule, et celles-ci présentent un diamètre différent. De plus, à l'intérieur, on rencontre diverses couches de cellules incolores de forme polyédrique, avec un noyau à peine perceptible. On voit, alternant avec ces couches, des cellules contenant une substance résineuse rouge. Enfin, on aperçoit quelques fibres libériennes et des rayons médullaires traversant quelques couches de cellules.

Composition. — Cette écorce contient : huile essentielle, huile fine verte, résine, matière colorante, alcaloïde, tanin.

L'alcaloïde, désigné sous le nom de *xanthoxyline* par Heckel et Schagdenhaufen, cristallise en cristaux jaunâtres, de saveur amère, insolubles dans la benzine et l'éther. Il donne, avec l'acide nitrique, une coloration jaune, et avec l'acide sulfurique, une coloration rouge.

Propriétés thérapeutiques. — Employé à la Martinique contre la morsure des serpents ; en effet, l'écorce est diaphorétique, diurétique, stimulante et antiseptique.

On l'emploie aussi comme astringent, tonique et fébrifuge. Les feuilles sont vulnéraires et sudorifiques.

Mode d'emploi et doses. — Décoction à la dose de 30 grammes pour un litre d'eau. Poudre à la dose de 2 grammes à l'intérieur, et pour saupoudrer la plaie à l'extérieur.

Liriodendron tulipifera L.

Plante de la famille des Magnoliacées.

SYNONYMIE. — *Tulipier, Tulip tree, Bois à canot, Canoe wood, Bois blanc, Peuplier jaune, Lyre tree, Saddle tree.*

HABITAT. — Inde, Martinique, Guadeloupe.

DESCRIPTION BOTANIQUE. — Arbre de très haute stature, de 30 à 40 mètres de haut, de 6 à 12 mètres de circonférence, à tronc droit; les branches situées au sommet forment une cyme symétrique. Feuilles à nombre impair, à contour extérieur un peu carré, à quatre lobes égaux séparés par des nervures peu profondes; le lobe terminal régulier finit d'une façon abrupte; la longueur est égale à la largeur et il est découpé comme aux ciseaux; le lobe inférieur est souvent muni d'un second petit lobe. Sur le limbe des feuilles il y a une nervure médiane très saillante, qui divise la feuille en deux parties égales, puis cinq nervures secondaires très accentuées.

Le pédoncule a 30 centimètres de long; la feuille a de 4 à 5 centimètres de long; elle tremble au moindre vent, comme celle du *Populus tremola.*

Le développement des feuilles présente une particularité spéciale : les bourgeons terminaux sont recouverts extérieurement de deux écailles épaisses qui sont soudées sur les bords. Ces deux écailles, ainsi soudées sur les bords et qui sont des stipules, forment une gaine. Dans l'intérieur, il y a un voile de 2 centimètres de long, et la jeune feuille se développe en bourgeon en même temps qu'il s'en forme un nouveau. La jeune feuille est encore courbée sur le pétale, enfermée dans les stipules qui la protègent et ne tombent que tardivement.

La fleur est large et brillante. Le bourgeon floral est large, enveloppé dans deux écailles en forme d'œuf, aiguës au sommet, de couleur brune. Les sépales sont imbriqués au nombre de trois et sont verts avec un bord jaune. Les pétales sont au nombre de six en deux séries; ils sont concaves en forme de coupe et ressemblent beaucoup à la tulipe des jardins. Les pétales sont charnus, de couleur vert jaunâtre, striés et vernis. Près de la base, ils sont marqués d'une tache rouge en forme de croissant.

Étamines nombreuses; le nombre ordinaire est de six oppositipétales à chaque pétale, soit trente-six, et quelquefois trente-deux par avortement. L'étamine a 3 centimètres de long; il se compose d'un filament solide d'un tiers de la longueur totale; les deux autres tiers sont occupés par les anthères séparées par un sillon profond et adhèrent par le bord externe.

Les pistils sont nombreux, attachés en spirale à un réceptacle allongé en forme de colonne conique et placé au centre de la fleur.

Le stigmate est recourbé. Le fruit est un large cône, composé de nombreuses samares disposées en spirales ; elles se séparent et tombent à maturité. Les graines, qui sont nombreuses, avortent souvent ; une ou deux graines fertiles se trouvent dans une petite cavité, à la base de la samare.

DESCRIPTION DE LA DROGUE. — 1° *Racine.* La partie caractéristique de l'écorce de la racine fraîche est la face interne dont la couleur est blanche. Quand on la brise, elle dégage une odeur semblable à celle de la tige. Elle a une saveur âcre et très fortement amère, et produit, quand elle est mâchée, une sensation piquante et désagréable approchant de celle du poivre. En examinant la fracture de l'écorce, on aperçoit nettement une couleur jaune orangé que l'on ne rencontre dans aucune autre écorce et qui s'étend en long en rayons oranges jusqu'à la face interne. L'écorce fraîche de la racine, chauffée avec de l'eau et distillée, donne une huile essentielle colorée à odeur très aromatique, intermédiaire entre celle de la bergamote et du citron. Une goutte versée sur une feuille de papier s'évapore rapidement, et l'odeur ressemble à celle de l'essence de térébenthine.

L'essence n'a pas de goût, ni amer, ni poivré.

La décoction est boueuse, de couleur marron et de goût amer ; filtré, le liquide passe clair, et est de couleur ambrée qui, par addition d'un alcali, vire au rouge. Le liquide filtré précipite avec tous les réactifs des alcaloïdes.

L'écorce sèche de la racine est amère, acide, piquante et aromatique, mais à un degré beaucoup moindre que l'écorce fraîche.

2° *Écorce de la tige.* — L'écorce fraîche est blanche ; mâchée, elle donne un goût amer, astringent et acerbe. Cassée, elle donne une odeur aromatique prononcée ; l'aspect de la cassure est jaune verdâtre. L'huile essentielle, retirée par la distillation avec de l'eau, n'est pas d'un arome aussi agréable que celle retirée de la racine. La décoction n'est pas amère et ne donne pas de réaction des alcaloïdes. Elle contient des sels de chaux et du glucose en abondance. L'écorce épurée par l'eau n'est pas amère et a la saveur de la térébenthine. Le principe amer et aromatique est détruit par l'ébullition, puisqu'on ne le retrouve ni dans le produit de distillation, ni dans la décoction, ni dans l'écorce épuisée.

3° *Feuilles.* — Les feuilles sont aromatiques et amères, mais elles n'ont pas l'âcreté de l'écorce.

4° *Fleurs.* — Les fleurs à maturité ont une odeur et une saveur d'essence de térébenthine quand on les froisse ; quand on les mâche, on perçoit une saveur amère.

FLORAISON. — La floraison de l'arbre a lieu en juin.

Parties employées. — L'écorce de racine, l'écorce de tige.

Anatomie. — *Écorce de la tige.* D'après Rob. Hefledower, à l'extérieur on trouve d'abord la couche de suber, qui se compose de huit cellules par rangées serrées ; les cellules de l'épiderme sont très aplaties et de trois à quatre fois plus larges que longues. En quelques endroits, le suber est plus étendu et comprend un plus grand nombre de cellules, de douze à vingt. Après le suber, nous trouvons le parenchyme cortical, qui se compose de nombreuses rangées de cellules placées régulièrement, parallèles à l'épiderme et faisant suite aux rangées de suber. Les cellules les plus rapprochées de l'épiderme sont plus petites et aplaties, tandis qu'en s'éloignant elles sont plus grandes et circulaires. Dans l'intérieur du parenchyme, on voit des cellules pierreuses et des fibres très épaisses et sclérifiées, des canaux résineux et des cellules à huile essentielle. Les cellules et les vaisseaux sont excessivement épaissis avec des stries d'hydratation et sont en paquets de deux à quatre accolés ensemble.

Les canaux résineux sont en petit nombre et n'ont pas de grandes dimensions ; ils occupent la place de deux ou quatre cellules et sont disposés régulièrement, isolés, de forme circulaire ou ovale, gorgés d'un liquide réfringent blanc, contenant chacun une goutte d'oléo-résine. Ces canaux résineux sont en très petite quantité dans la partie externe du parenchyme, et sont au contraire très nombreux dans la partie centrale. Au delà s'étend la zone cambiale, qui n'est pas très large et est composée de vaisseaux rayés ; elle se termine en se rapetissant jusqu'à se composer finalement d'une seule cellule. Les vaisseaux sont égaux en diamètre, en grandeur et en position. La zone cambiale a la même direction et est placée en file à la suite des rayons médullaires du bois. Dans cette zone du bois se trouvent des vaisseaux rayés et ponctués, des cellules pierreuses, des canaux résineux et des fibres très épaisses.

Composition. — Analyse immédiate. Criffith, Tilden, Procter, Rogers, ont analysé la plante et ont trouvé la composition suivante :

Oléorésine, résine pure ou liriodendrine, matière colorante, glucose, alcaloïde (tulipiférine), glucoside, principe amer.

Résine. — Le produit obtenu par la précipitation de la solution de l'oléorésine dans la potasse caustique par un acide est la résine ; on la dissout dans l'éther, on filtre et l'on évapore l'éther. Elle a un goût très âcre, surtout en solution alcoolique. On peut l'obtenir en beaux cristaux, en décolorant au noir animal la solution alcoolique de la résine, et laissant l'alcool s'évaporer spontanément. Soluble dans l'alcool, l'éther le chloroforme et la benzine, la liriodendrine d'Emmet n'est autre chose que cette résine.

Emmet, en analysant l'oléorésine, a isolé un corps qu'il appelle *liriodendrine*, et qu'il obtient de la façon suivante : la poudre d'écorce de la tige est mise en macération pendant plusieurs heures dans de l'alcool froid; le mélange est agité de temps en temps et filtré; le résidu est épuisé par une nouvelle affusion d'alcool. On distille pour retirer l'alcool; le liquide dans la cucurbite est recueilli et mis en endroit frais, et au bout de quelque temps la liriodendrine se dépose en masse semi-cristalline. On dissout cette masse dans un peu d'alcool faible en ajoutant de la potasse caustique, et on triture le tout ensemble. L'alcali dissout une portion de la matière colorante et laisse insoluble la liriodendrine, que l'on sépare par filtration, et l'on lave les cristaux avec une solution alcaline jusqu'à ce que le liquide passe incolore. La liriodendrine pure est incolore, brillante comme l'étain dans l'eau; obtenue dans l'alcool concentré, elle est amorphe et elle ne se cristallise qu'en présence de l'eau, les cristaux sont tantôt rhomboèdres, tantôt en prismes ou en aigrettes, incolores ou micacés.

La solution alcoolique est amère et donne à la langue une sensation de chaleur. La liriodendrine brûle avec une flamme blanche comme une résine concrète ou un camphre avec lequel Emmet trouvait beaucoup d'analogie.

Oléorésine. — Obtenue en épuisant avec de l'alcool (D=0,820) l'écorce fraîche de la racine, on distille pour retirer l'alcool en ayant soin d'ajouter avant de l'eau, un quart du volume total. Après distillation, le résidu est abandonné au refroidissement, après addition d'un volume d'eau, et on laisse le mélange pendant vingt-quatre heures; on décante le liquide et le précipité résineux est trituré avec de l'alcool; on filtre, on évapore l'alcool, on redissout le résidu dans une grande quantité d'éther; on filtre, et, par évaporation de l'éther, on obtient l'oléorésine pure; de couleur ambrée, fluide et visqueuse à la température ordinaire comme la térébenthine de Venise; densité = 1,096; réaction acide; exposée à l'air en couche mince, elle perd au bout de quelque temps son odeur aromatique; soluble dans le chloroforme, la benzine, l'éther et l'alcool. La soude caustique en solution la dissout, et par addition d'un acide on précipite la résine que l'on sépare de l'huile.

L'acide sulfurique concentré colore l'oléorésine en rouge puis en brun; l'acide sulfurique chaud produit une effervescence; l'acide azotique à chaud produit une effervescence et une coloration rouge.

Alcaloïde. — L'alcaloïde a été isolé par Bartholow, qui l'a appelé *tulipiférine*. On l'obtient de la manière suivante : aux liquides aqueux des lavages de la résine, on ajoute de l'acide chlorhydrique dilué, on évapore à petit volume et l'on ajoute alors de l'ammoniaque de façon à rendre franchement alcalin; on agite avec de l'éther; l'éther est décanté, on retraite de nouveau le liquide par l'éther, on évapore les liqueurs éthérées, après avoir ajouté un peu d'eau acidulée par de l'acide chlorhydrique, après évaporation de l'éther, le liquide résidu est filtré et contient du chlorhydrate de tulipiférine. On purifie l'alcaloïde par les méthodes usuelles. Sans odeur, incolore, insipide, soluble dans l'eau et les acides dilués; il précipite de ses sels par addition d'ammoniaque et soluble dans un excès de réactif. Il donne avec les réactifs les caractères suivants :

Iodure de potassium et de mercure, précipité blanc en solutions acides.

Acide phosphomolybdique, précipité blanc.

Iodure de potassium et de cadmium, précipité jaune pâle.

Acide picrique en solutions alcooliques, précipité jaune.

Tanin, précipité jaune pâle en solutions acides.

Iodure de potassium iodé, précipité rouge brun.

Chlorure de platine, précipité jaune.

Chlorure d'or, précipité jaune.

Chlorure mercurique, précipité blanc.

Réactions colorées.

Un cristal de tulipiférine donne les colorations suivantes :

Acide sulfurique, jaune, puis rouge.

Réactif de jehioïde, vert clair.

Bichromate de potasse et acide sulfurique, vert, puis brun.

Acide nitrique et chlorure d'étain, jaune serin.

Acide sulfurique et acide nitrique, rouge vif.

Rendement. — Un kilogramme de plante donne 0,15.

Glucoside.— En même temps que l'alcaloïde, on met en liberté un glucoside que l'on isole en lavant la liqueur avec de la benzine qui le dissout et ne dissout pas l'alcaloïde. Il se trouve en petite quantité.

Matière colorante. — Après l'extraction de la résine, de l'alcaloïde et du glucoside, il reste encore, outre le glucose qui préexiste dans les plantes, une matière colorante. On l'obtient ainsi :

On épuise l'écorce fraîche de la racine par de l'alcool, on ajoute un volume égal d'eau et l'on distille; on filtre le liquide et on l'évapore à consistance semi-solide que l'on traite par une assez grande affusion d'alcool concentré. On filtre et on ajoute à la liqueur filtrée un excès d'ammoniaque liquide.

Le précipité jaune brun est dissous dans de l'alcool bouillant et mis en lame mince sur des plaques de verre et on les sèche. Il se forme des lamelles de couleur brune comme du citrate de fer en paillette. Soluble lentement dans l'eau, il produit une liqueur jaune qui devient rouge par les alcalis. Insoluble dans l'alcool potassique, la benzine, le chloroforme et l'éther.

Huile essentielle. — Obtenue par distillation avec l'eau. On l'obtient en très petite quantité, odeur aromatique agréable. Cette essence se décompose rapidement au contact de l'air.

Propriétés physiologiques. — La plante est un stimulant de la muqueuse gastrique et intestinale, elle aide à l'assimilation. Elle augmente la pression artérielle.

La tulipiférine de Barthelow et non la liriodendrine d'Emmet, qui est inactive, produit un effet appréciable à la dose de 5 centigrammes. Prise par voie buccale à la dose de 9 milligrammes, elle détermine la parésie, le tremblement, anesthésie de la peau, stupeur, paralysie, suspension de motilité et de sensibilité. A la dose de 2 centigrammes, en injections sous-cutanées en trente minutes, elle détermine les convulsions épileptiformes, rigidité suivie de collapsus. Les battements du cœur augmentent dans la période de collapsus et diminuent dans la période convulsivante. Les nerfs périphériques, d'abord surexcités, s'émoussent et finalement sont paralysés. A dose plus élevée, l'alcaloïde agit directement sur le nerf pneumogastrique, il y a cessation des battements du cœur, coma, puis la mort.

Propriétés thérapeutiques. — La racine du tulipier, prise en décoction, jouit auprès des Indiens d'une grande considération comme alexitère contre la morsure des serpents les plus terribles.

Les médecins européens l'estiment moins pour cet usage, mais lui ont attribué d'autres propriétés thérapeutiques. Shoeff préconise les graines comme apéritives et l'onguent préparé avec les feuilles fraîches est très efficace contre les inflammations et la gangrène.

Young, Rusch, Barton l'ont employée comme antipériodique et tonique dans les fièvres intermittentes et prétendent que l'écorce n'est pas inférieure à celle du quinquina, à laquelle elle fut substituée dans les guerres d'Amérique.

Eberle et Young l'ont employée comme antihelminthique et vermifuge.

Chapman dit que les feuilles sont très bonnes en topique contre la migraine, les entorses, les contusions et les blessures.

L'écorce est employée contre les convulsions des enfants, la jaunisse, les désordres intestinaux, le catarrhe intestinal.

Mode d'emploi et doses. — Infusion, décoction à la dose de 30 grammes de plante pour 1 litre d'eau. Teinture au cinquième à la dose de 1 à 5 grammes. Extrait fluide de 50 centigrammes à 2 grammes.

Pachiria aquatica Aub.

Plante de la famille des Sterculiacées.

Synonymie. — *Cacao sauvage*, *Pachirier à cinq feuilles.*

Habitat. — Martinique, Guyane.

Caractères botaniques. — Arbre à tronc très rameux ayant 5 mètres de hauteur et 30 à 45 centimètres de diamètre. Écorce cendrée et bois mou. Rameaux en toutes directions. Feuilles alternes, pétiolées, composées de trois à cinq folioles ovales, lancéolées, pointues, presque sessiles, lisses, vertes, presque entières ; ces folioles sont de longueur inégale étant en moyenne de 21 centimètres de long ; elles sont digitées à l'extrémité d'un pétiole commun, long de 15 centimètres, muni à sa base de deux stipules. Les fleurs sont très belles et longues de plus de 30 centimètres, tubuleuses, veloutées, jaune d'or, solitaires, disposées à l'aisselle des feuilles. Les pédoncules sont très épais et très courts. Calice recouvert de points verruqueux. Les pétales, en tombant, laissent à découvert un gros faisceau d'étamines, à filaments rouges et les anthères sont pourpres. Fruit : capsule ovale, velue, rougeâtre, relevée de cinq côtes arrondies qui le font ressembler au fruit du cacaoyer.

Composition chimique. — 1° Cendres : 1g,147 ont donné 0g,066 de cendres, soit 5,74 pour 100.

2° Analyse immédiate, 100 grammes ont donné :

Parties solubles dans	l'éther de pétrole	1,216
—	l'éther	0,908
—	l'alcool	4,508
—	l'eau	6,156
—	l'acide chlorhydrique au dixième	6,500
—	la potasse au dixième	0,900

Propriétés thérapeutiques. — Les Galibis et les habitants de la Guyane emploient la plante entière comme alexitère dans le cas de morsure de bêtes venimeuses, en faisant boire au patient des décoctions très rapprochées.

La plante jouit de propriétés émollientes.

LISTE SECONDAIRE DES ALEXITÈRES.

Curculigo orchioïdes Gœrtn.

Famille des Hypoxydées.

Habitat. — Inde.

Tubercules.

Turnera montana V. L.

Famille des Turneracées.

Synonymie. — *Thym des Savanes.*

Habitat. — Inde, Cochinchine.

Feuilles.

Allium ampeloprosum L.

Famille des Liliacées.

Habitat. — Inde.

Bulbe.

Vachellia farnesiana W. et A.

Famille des Légumineuses, tribu des Mimosées.

HABITAT. — Inde.
Feuilles en décoction.

Acacia speciosa Will. Bent.

Famille des Légumineuses.

HABITAT. — Inde.
Fleurs en décoction.

CAUSES PHYSIOLOGIQUES ATTRIBUÉES AUX PLANTES ÉTUDIÉES DANS CE FASCICULE COMME ALEXITÈRES.

1° Plantes agissant en accélérant la circulation, élevant la température, excitant le système nerveux et antiseptique :

Aristolochia indica.
— bracteata.
— punctata.
Azadirachta indica.
Sarcostemma brevistigma.
Teucrium inflatum.
Ammania vesicatoria.
Ophiorhiza mungos.
Euphorbia maculata.
Cassia absus.
Tinospora cordifolia.
Hypericum sinense.
Leucas angularis.
Ocimum minimum.
Liriodendron tulipifera.
Xanthoxylum fraxineum.

2° Plantes agissant comme éméto-cathartique, éliminant le venin par les vomissements et les évacuations alvines :

Aristolochia indica.
Argemone mexicana.
Calotropis gigantea.
Tylophora asthmatica.
Gymnema sylvestre.
Ophioxylum serpentinum.
Mimosa pudica.
Alangium Lamarkii.
Indigotifera tinctoria.
— aspalatoides.
Luffa acutangula.
Bryonia umbellata.
Coccinia indica.
Cerbera Thevetia.

3° Plantes éliminant le venin par la sueur et la salive :

Aristolochia bracteata.
Calotropis gigantea.
Teucrium inflatum.
Leucas aspera.
— angularis.
Tylophora asthmatica.
Cleome pentaphylla.
Xanthoxylum fraxineum.
Mimosa pudica.

4° Plantes éliminant le venin par les urines :

Aristolochia punctata.
Erythrina corallodendron.
Cleome pentaphylla.
Tinospora cordifolia.
Hypericum sinense.
Corydalis racemosa.
Teucrium inflatum.
Leucas aspera.
Leucas angularis.
Heliotropium indicum.
Strychnos colubrina.
Achyranthes aspera.
Alangium Lamarkii.
Ocimum minimum.
Luffa acutangula.
Coccinia indica.

5° Plantes tanniques :

Erythrina corallodendron.
Cassia absus.
Achyranthes aspera.
Mimosa pudica.

BIBLIOTHÈQUE NATIONALE DE SAINT-DENIS R.F. IMPRIMÉS

TABLE DES MATIÈRES

Pages.

Aristolochia indica L., Aristolochiacées........ 3
— bracteata Retz, Aristolochiacées........ 7
— punctata Lamk, Aristolochiacées........ 9
Azadirachta indica A. de Juss., Méliacées........ 9
Calotropis gigantea R. Br., Asclépiadacées........ 11
Tylophora asthmatica W. et A., Asclépiadacées........ 13
Gymnema sylvestre R. Br., Asclépiadacées........ 14
Sarcostemma brevistigma W. et A., Asclépiadacées........ 15
Ophiorhiza mungos L., Rubiacées........ 15
Argemone mexicana L., Papaveracées........ 16
Corydalis racemosa Pers., Papaveracées........ 19
Ophioxylum serpentinum L., Apocynacées........ 19
Cerbera Thevetia L., Apocynacées........ 20
Euphorbia maculata Aub., Euphorbiacées........ 22
Erythrina corallodendron L., Légumineuses........ 23
Indigotifera tinctoria L., Légumineuses........ 25
— aspalatoides Wahl., Légumineuses........ 25
Cassia absus L., Légumineuses........ 26
Mimosa pudica L., Légumineuses........ 27
Cleome pentaphylla L., Capparidacées........ 28
Tinospora cordifolia Miers., Ménispermacées........ 28
Cocculus acuminata D. C., Ménispermacées........ 29
Hypericum sinense L., Hypéricacées........ 30
Cissus quadrangularis L., Ampelidées........ 30
Teucrium inflatum L. et Swartz, Labiées........ 31
Leucas aspera Spreng., Labiées........ 31
— angularis Benth., Labiées........ 32
Ocimum minimum L., Labiées........ 32
Heliotropium indicum L., Borraginées........ 33
Strychnos colubrina L. von Wight., Solanacées........ 33
Alangium Lamarkii Tucat., Combrétacées........ 34
Ammania vesicatoria Renb., Lythracées........ 35
Vitex trifolia L., Verbénacées........ 36
Achyranthes aspera L., Amarantacées........ 37
Luffa acutangula Renb., Cucurbitacées........ 38
Bryonia umbellata Klein, Cucurbitacées........ 39
Coccinia indica W. et A., Cucurbitacées........ 39
Xanthoxylum fraxineum Willd., Rutacées........ 40
Liriodendron tulipifera, Magnoliacées........ 42
Pachiria aquatica, Sterculiacées........ 47
Liste d'alexitères secondaires........ 49

Paris. — Typographie A. Hennuyer, rue Darcet, 7.

R.F.

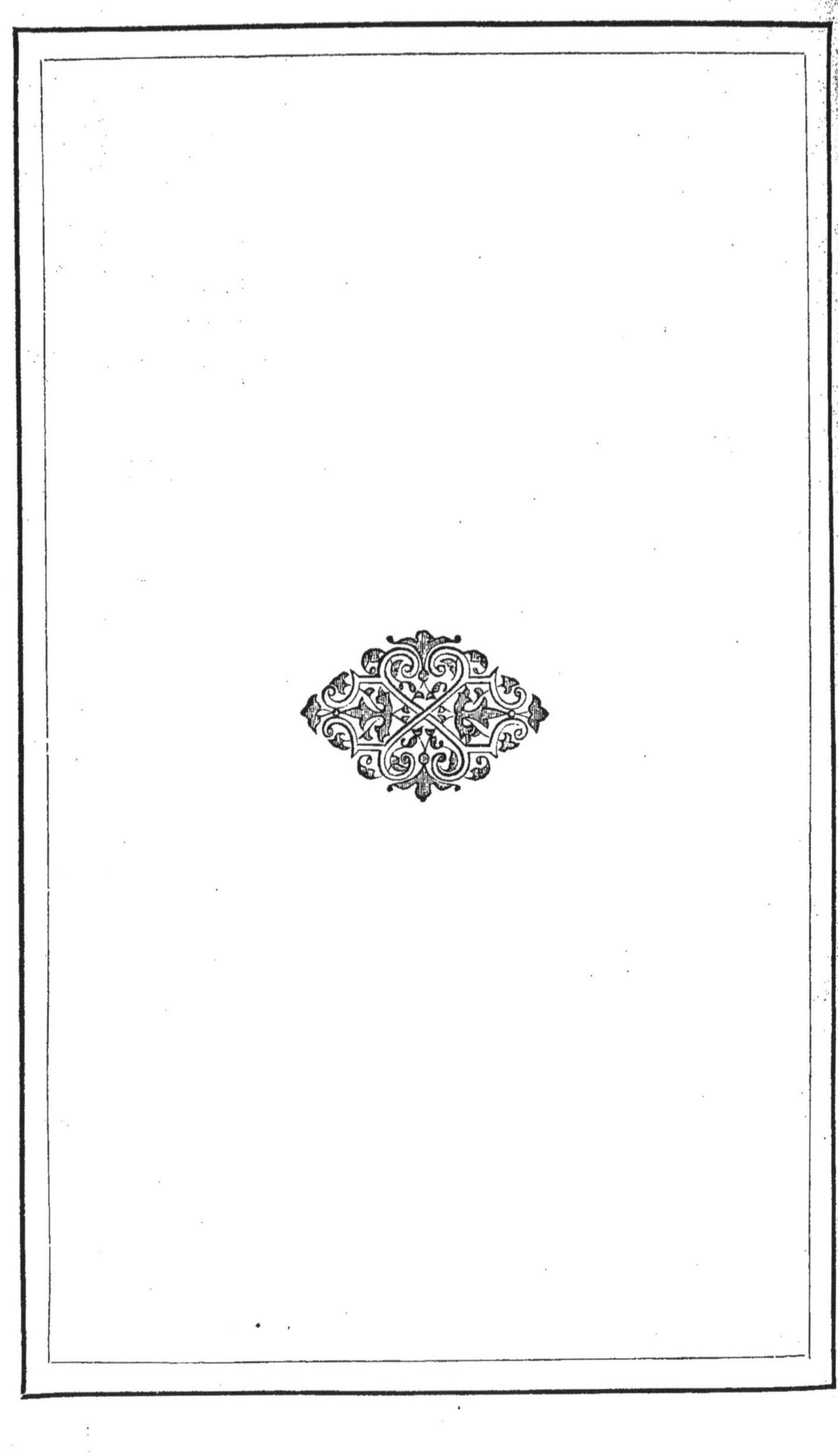

www.ingramcontent.com/pod-product-compliance
Ingram Content Group UK Ltd.
Pitfield, Milton Keynes, MK11 3LW, UK
UKHW022140190726
13855UKWH00003B/1251

9 782012 968042